T0129934

Du studierst doch Medizin, sag mal …

Martina Kahl-Scholz

Du studierst doch Medizin, sag mal ...

Alltagsbeschwerden einfach erklärt – Innere Medizin I

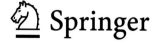 Springer

Martina Kahl-Scholz
Münster, Deutschland

ISBN 978-3-662-60319-2   ISBN 978-3-662-60320-8   (eBook)
https://doi.org/10.1007/978-3-662-60320-8

Die Deutsche Nationalbibliothek verzeichnet diese Publikation in der Deutschen Nationalbibliografie; detaillierte bibliografische Daten sind im Internet über http://dnb.d-nb.de abrufbar.

Umschlaggestaltung: deblik Berlin
Fotonachweis Umschlag: © Claudia Styrsky, München

Planung/Lektorat: Christine Stroehla
Springer ist ein Imprint der eingetragenen Gesellschaft Springer-Verlag GmbH, DE und ist ein Teil von Springer Nature.
Die Anschrift der Gesellschaft ist: Heidelberger Platz 3, 14197 Berlin, Germany

Für all jene, die am Anfang denken: Das passt alles niemals in meinen Kopf!

Doch, passt es!

Vorwort

Wer kennt es nicht – man ist mitten im Medizinstudium, hat zwar schon einiges, aber längst noch nicht alles gelernt und fühlt sich in Sachen Diagnosestellung alles andere als sattelfest. Und dann kommt sie, die unvermeidliche Frage auf der nächsten Familienfeier: „Du, sag mal, Du studierst doch Medizin, kannst Du mir sagen, was das hier ist?" – und ehe man es sich versieht, wird man mit veränderten Hautstellen, geschwollenen Mandeln und weiteren Symptomen konfrontiert, die man gar nicht unbedingt von seiner näheren Bekannt- und Verwandtschaft sehen und wissen wollte. Einerseits schlägt da stolz das Herz in der Brust, andererseits aber nur so lange, wie man mit den Symptomen auch etwas anfangen kann. Was, wenn die Frage zur schuppenden Hautstelle vor dem Semester kommt, in dem die Dermatologie dran ist? Und wenn man auch nicht aus dem eigenen Erfahrungsfundus schöpfen kann? Was, wenn man zwar dunkel ahnt, was

Besenreiser sind, aber keine Antwort auf die Frage parat hat, ob man etwas dagegen machen muss?

Dieses Buch und die dazugehörige Reihe sollen auf eine leicht verständliche Art helfen, die meisten und gängigsten „Alltagszipperlein" zu erklären und zu erkennen. Welche Fragen sollten Sie anderen oder sich stellen, um auf die richtige Fährte zu kommen und Mögliches von Unwahrscheinlichem abzugrenzen? Die Themen sind nicht nur für Medizinstudenten gedacht, sondern auch für interessierte Laien, die ihr medizinisches Vorwissen vertiefen möchten.

Jedes Krankheitsbild beginnt mit einer Beschreibung einer Situation, in die jeder, der Medizin studiert, kommen könnte. In dieser Situation verbergen sich schon all jene Symptome, die zusammengefasst zur richtigen Verdachtsdiagnose führen. In den folgenden Abschnitten werden dann – knapp und übersichtlich – die infrage kommende Erkrankung und ihre Differenzialdiagnosen erklärt, ergänzt um eine Box mit Hintergrundwissen, das etwas mehr „Ins Eingemachte" geht. Zum Abschluss wird die beschriebene Situation noch einmal aufgegriffen und je ein Beispiel dafür gegeben, wie man die Diagnose dem Patienten und wie man sie dem Kollegen vermitteln könnte.

Zu diesem letzten Aspekt ein paar persönliche Worte, denn er liegt mir besonders am Herzen und hat deswegen in diesem Buch und in den anderen Büchern dieser Reihe auch einen ganz zentralen Platz, denn: Was für Sie am Anfang des Studiums sicher noch schwer sein wird – all die vielen Fachbegriffe und Abkürzungen zu verinnerlichen –, wird schon während und spätestens am Ende Ihrer Studienzeit so in Fleisch und Blut übergegangen sein, dass Sie es selbst gar nicht mehr wahrnehmen, wenn Sie „Fachchinesisch" sprechen. Und so ärgerlich es ist, aber das, worum Sie am Anfang so gekämpft haben – all das zu verstehen und sich so ausdrücken zu können –, müssen Sie sich im Gespräch mit dem Patienten wieder abtrainieren. Warum? Stellen sie sich vor, ein Elektriker versucht Ihnen, mit all den ihm zur Verfügung stehenden Fachbegriffen aus Technik und Physik die Schaltkreise in Ihrem WG-Zimmer zu erklären oder ein Bänker in seinem Fachjargon, warum Sie sich nun für das supertolle Konto für Medizinstudenten entscheiden sollten. Sie würden nicht nur Nichts verstehen, sondern vermutlich auch jemand anderes aufsuchen – wobei es in den beschriebenen Fällen „nur" um Elektrik und Kontoführung ginge, nicht um Ihre eigene Gesundheit. Und gerade im Hinblick darauf würden auch Sie ganz genau wissen wollen, was da gerade mit Ihnen passiert. In der Agenda 2020, dem neuen Studienrahmen, der das Medizinstudium inhaltlich reformieren soll, steht als ein wichtiger neuer Aspekt die Arzt-Patienten-Kommunikation im Fokus. Und das zurecht! Eine gelungene Verständigung zwischen dem Arzt und seinem Patienten ist der Grundstein für alle weiteren diagnostischen und therapeutischen Schritte. Sie behandeln jemanden, Sie versuchen ihm zu helfen, sei es durch Heilung oder durch Linderung seiner Symptome, und der erste Schritt dorthin geht über Verstehen, Verständnis und Sich-Verstanden-Fühlen. Daher gibt es am Ende eines jeden „Falls" immer die beschriebenen zwei Varianten: die, wie Sie die Diagnose verständlich, umgangssprachlich und dechiffriert dem Patienten erklären, und jene, wie Sie es im Medizinjargon einem Kollegen mitteilen könnten.

Ein Buch entsteht nicht nur durchs Schreiben, deswegen gilt mein besonderer Dank Frau Christine Ströhla, die der zündende Funke war, Frau Rose-Marie Doyon, die meine Ideen immer ernstnimmt, und Frau Claudia Bauer für die Betreuung und Mitbegleitung des Projektes. Danke auch allen Akteuren, die im Hintergrund daran mitwirken, dass Gedrucktes entstehen kann.

Ich hoffe für mich und wünsche Ihnen, dass Sie Spaß beim Lesen haben und an der ein oder anderen Stelle locker und leicht Etwas lernen, das später im Studium nicht mehr zum Wissensberg hinzugefügt werden muss, sondern bereits abrufbar ist.

Münster   Martina Kahl-Scholz
im Frühjahr 2020

Du studierst doch Medizin, sag mal…

Allgemeinmedizinische und internistische Erkrankungen sind so vielgestaltiges und zeigen sich in einer großen Bandbreite, dass ein jahrelanges Fachstudium unabdingbar ist, um ein geschultes Auge und einen zielsicheren Diagnosepfad zu entwickeln. In diesem Buch geht es daher ausschließlich um jene Erkrankungen aus dem Bereich der Gastroenterologie und Nephrologie, die sehr häufig – sozusagen als „Volkskrankheiten" – vorkommen und zudem recht eindeutig diagnostiziert werden können, um Ihnen zu ermöglichen, zumindest die gängigen Zipperlein erkennen und (sich und anderen) erklären zu können – was natürlich den Besuch beim erfahrenen Facharzt nicht ersetzt.

Inhaltsverzeichnis

1   …kannst Du Dir erklären, warum ich immer mit Schmerzen hinter dem Brustbein und einer heiseren Stimme aufwache?   1

1.1   Die Fakten   1

1.2   Der Verdacht   2

    1.2.1   Woher kommt denn sowas?   4

    1.2.2   Was, wenn es doch…?   6

1.3   Mal nachgefragt…   7

1.4   Klartext   7

2   …warum funktioniert das immer nur alle paar Tage?   11

2.1   Die Fakten   12

2.2   Der Verdacht   13

    2.2.1   Woher kommt denn sowas?   13

    2.2.2   Was, wenn es doch…?   15

2.3   Mal nachgefragt…   16

2.4   Klartext   17

3   …warum habe ich immer wieder diese Schmerzen an der rechten Seite?   19

3.1   Die Fakten   20

3.2   Der Verdacht   21

    3.2.1   Woher kommt denn sowas?   21

    3.2.2   Was, wenn es doch…?   23

3.3   Mal nachgefragt…   24

3.4   Klartext   24

4   …woher kommt diese furchtbare Übelkeit und das Erbrechen?   27

4.1   Die Fakten   28

4.2   Der Verdacht   29

    4.2.1   Woher kommt denn sowas?   29

    4.2.2   Was, wenn es doch…?   32

4.3   Mal nachgefragt…   32

4.4   Klartext   33

5   …warum brennt es immer so oft so schrecklich?   35

5.1   Die Fakten   36

5.2   Der Verdacht   37

    5.2.1   Woher kommt denn sowas?   37

    5.2.2   Was, wenn es doch…?   39

5.3   Mal nachgefragt…   39

5.4   Klartext   40

6   …woher kann dieser Druck immer nach dem Essen kommen?   41

6.1   Die Fakten   42

6.2   Der Verdacht   42

    6.2.1   Woher kommt denn sowas?   42

    6.2.2   Was, wenn es doch…?   45

6.3   Mal nachgefragt…   45

6.4   Klartext   46

7   …wieso lassen die Schmerzen nach dem Essen nach?   47

7.1   Die Fakten   48

7.2   Der Verdacht   49

    7.2.1   Woher kommt denn sowas?   49

    7.2.2   Was, wenn es doch…?   51

7.3   Mal nachgefragt…   52

7.4   Klartext   53

8   …woher können diese immer wiederkehrenden, unerträglichen Schmerzen im Rücken kommen?   55

8.1   Die Fakten   56

8.2   Der Verdacht   57

    8.2.1   Woher kommt denn sowas?   57

    8.2.2   Was, wenn es doch…?   59

8.3   Mal nachgefragt…   60

8.4   Klartext   61

9   …warum habe ich immer Magenprobleme, wenn ich bei meiner Oma zum Kuchenessen eingeladen bin?   63

9.1   Die Fakten   64

9.2   Der Verdacht   65

    9.2.1   Woher kommt denn sowas?   65

    9.2.2   Was, wenn es doch…?   67

9.3   Mal nachgefragt…   67

9.4   Klartext   68

10   …warum spielt bei mir alles verrückt, wenn ich weniger schlafe oder aufgeregt bin?   69

10.1   Die Fakten   70

10.2   Der Verdacht   71

    10.2.1   Woher kommt denn sowas?   71

    10.2.2   Was, wenn es doch…?   73

10.3   Mal nachgefragt…   73
10.4   Klartext   73

11   … woher kommen diese untertäglichen
        Schmerzen im Bauch, die sich wie ein
        Gürtel nach hinten ziehen?   75
11.1   Die Fakten   76
11.2   Der Verdacht   77
         11.2.1   Woher kommt denn sowas?   77
         11.2.2   Was, wenn es doch…?   79
11.3   Mal nachgefragt…   80
11.4   Klartext   80

12   … warum sind plötzlich dieses Jucken und
        die Übelkeit da?   83
12.1   Die Fakten   84
12.2   Der Verdacht   85
         12.2.1   Woher kommt denn sowas?   85
         12.2.2   Was, wenn es doch…?   86
12.3   Mal nachgefragt…   87
12.4   Klartext   87

13   … was können Fieber und Schüttelfrost
        mit meinen Rückenschmerzen zu
        tun haben?   89
13.1   Die Fakten   90
13.2   Der Verdacht   91
         13.2.1   Woher kommt denn sowas?   91
         13.2.2   Was, wenn es doch…?   92
13.3   Mal nachgefragt…   93
13.4   Klartext   94

14   **… warum gehe ich an die Decke, wenn hier jemand drückt oder ich mein Bein hochziehe?**   95

14.1   Die Fakten   96

14.2   Der Verdacht   96

14.2.1   Woher kommt denn sowas?   96

14.2.2   Was, wenn es doch…?   97

14.3   Mal nachgefragt…   99

14.4   Klartext   100

Stichwortverzeichnis   101

Über die Autoren

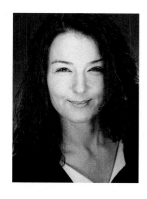

Martina Kahl-Scholz Frau Dr. med. Dipl. Päd. Martina Kahl-Scholz hat in Münster Medizin und in Bielefeld Pädagogik studiert. Sie hat nach dem Studium Erfahrung in der Radiologie und Kardiologie gesammelt und sich dann als Copy Editorin, Autorin und Dozentin selbstständig gemacht.

1

...kannst Du Dir erklären, warum ich immer mit Schmerzen hinter dem Brustbein und einer heiseren Stimme aufwache?

Abends, 21 h, Sie haben mit Freunden aus der Uni zusammengesessen, geredet und etwas gegessen, als sich plötzlich der junge Mann neben Ihnen, der Physik studiert, mit schmerzverzerrten Gesicht nach vorne beugt und seine Hand schützend mittig unter die Brust hält. Eine Sekunde später entspannt er sich wieder. Sie fragen: „Alles okay?" „Ja, schon wieder in Ordnung, so etwas habe ich manchmal nach dem Essen.", antwortet er und führt dann fort: „Aber sag mal, Du studierst doch Medizin, da habe ich mal eine ganz andere Frage: Manchmal wache ich morgens auf und habe hier Schmerzen, kurz unter, fast hinter der Brust, und eine ziemlich raue Stimme – hast Du irgendeine Ahnung, was das sein könnte?"

1.1 Die Fakten

Was für Fakten können Sie sammeln, die für eine erste Verdachtsdiagnose wichtig wären?

Zusammengefasst schildert und zeigt Ihnen der junge Mann folgende zentrale Symptome:

© Springer-Verlag GmbH Deutschland, ein Teil von Springer Nature 2020
M. Kahl-Scholz, *Du studierst doch Medizin, sag mal ...*,
https://doi.org/10.1007/978-3-662-60320-8_1

- **Schmerzen** in der **oberen Bauchgegend;**
- diese hat er **häufig nach dem Essen;**
- morgendliches Erwachen mit **rauer Stimme** und **Schmerzen auf Höhe bzw. kurz unterhalb des Brustbeins.**

1.2   Der Verdacht

Die Symptomkonstellation aus 1. Schmerzen nach dem Essen und 2. morgendlichem Aufwachen mit heiserer Stimme und Schmerzen auf der beschriebenen Höhe sollte unbedingt an Sodbrennen (gastroösophagealen Reflux) denken lassen. Es kommt zu einem Rückfluss von Mageninhalt – und damit auch der ätzenden/reizenden Magensäure – in die Speiseröhre. Dadurch können (vor allem, wenn es nachts im Liegen passiert, s. auch unten) auch die Stimmbänder gereizt werden, wodurch es zu einer heiseren/rauen Stimme am Morgen kommen kann. Mancher Betroffene beklagt auch ein Druckgefühl im oberen Bauchbereich oder wie im beschriebenen Fall Schmerzen – vor allem nach dem Essen – bis hin zu Erbrechen. Das liegt daran, dass häufig begleitend auch die Magenschleimhaut gereizt ist (Gastritis) und die Speiseröhre durch den ständigen, eigentlich von Natur aus nicht gewollten Kontakt zur Säure entzündlich reagiert. Das kann zu einem Reizhusten führen, wenn durch den Rückfluss ab und zu Magensaft in die Atemwege gerät.

Bei Menschen, die ständig (also chronisch) mit Sodbrennen zu kämpfen haben, sollte daher auch genau kontrolliert werden, wie sich der häufige Säurekontakt auf das Plattenepithel der Speiseröhre auswirkt. Dazu gibt es verschiedene Klassifikationssysteme (Tab. 1.1), die sich etabliert haben.

Tab. 1.1 Stadieneinteilung der Speiseröhrenreizung durch Reflux

Stadium Savary und Miller	Los Angeles	Klassifikation nach Savary und Miller	Los-Angeles-Klassifikation
I	A	Ein oder mehrere isolierte Erosionen	Erosionen <5 mm
II	B	Konfluierende Läsionen entlang der Schleimhaut-falten	Erosionen >5 mm, die sich nicht über mehr als 2 Schleim-hautfalten ausbreiten
III	C	Die Läsion nimmt die gesamte Zirkumferenz der Speise-röhre ein	Erosionen erstrecken sich zwar über mehr als 2 Schleim-hautfalten, aber nicht über mehr als 75 % der Zirkum-ferenz
IV	D	Komplikationen wie maligne Entartung, Vernarbung, Strikturen und Ulzera treten auf	Mehr als 75 % der Zirkum-ferenz sind betroffen

Bei Betroffenen, bei denen durch den ständigen Säure-kontakt bereits eine Veränderung des Plattenepithels in der Speiseröhre festgestellt werden konnte (sog. Barrett-Ösophagus), muss regelmäßig (je nach Grad der Veränderung) eine endoskopische Kontrolle erfolgen.

1.2.1 Woher kommt denn sowas?

Sodbrennen kann verschiedene Ursachen haben – man unterteilt sie in primäre und sekundäre. Es könnte zum Beispiel ein nicht ausreichender Verschluss des oberen Speiseröhrenschließmuskels (Ösophagussphinkter) vorliegen (primäre Ursache) oder eine falsche Ernährung, auf die der eine oder andere empfindlich mit Sodbrennen reagiert, Auch eine Schwangerschaft kann den Reflux fördern, da durch sie sowohl die Spannung des Schließmuskels nachlässt, als auch im Laufe der Schwangerschaft der Magen verlagert wird (sekundäre Ursache). So oder so: Sodbrennen lässt sich in der Regel gut bekämpfen:

- Zunächst ist – auch wenn für viele Patienten lästig – die Umstellung der Ernährung wichtig. Dazu zählt, dass auf fett- und zuckerhaltige Nahrungsmittel weitestgehend verzichtet wird. Spätes Abendessen sollte auch vermieden werden, denn es erhöht die Gefahr, dass sich nachts das Essen in die falsche Richtung wieder rausschleicht. Nikotin und Alkohol sind – wie so oft, so auch hier – Gift und sorgen für eine stärkere Säureproduktion bzw. Entspannung des Schließmuskels (Alkohol erniedrigt den Tonus). Auch Kaffee fördert leider den sauren Magen.
- Es gibt etliche potente Arzneimittel, die auf unterschiedliche Art und Weise die Säureproduktion im Magen blocken oder abfangen:
  - Protonenpumpeninhibitoren wie Omeprazol sorgen dafür, dass die Pumpen, die das H^+ für die Salzsäureproduktion bereitstellen, unwiderruflich geblockt werden – dadurch wird die Säureproduktion im

Magen gedrosselt. Die Belegzellen im Magen brauchen etwa 1–3 Tage, um sich zu regenerieren, erst dann läuft die Produktion von HCL⁻ wieder normal.

- Antazida eigenen sich eher bei leichten Beschwerden und neutralisieren die Magensäure.
- H_2-Rezeptorantagonisten wie Ranitidin hemmen die H_2-Rezeptoren in der Magenschleimhaut, die ebenfalls an der Säureproduktion beteiligt sind. Allerdings sind auch sie nicht so potent wie die Protonenpumpeninhibitoren und kommen eher bei leichten Beschwerden zum Einsatz.

• Wenn gar nichts mehr hilft und schwerwiegende Folgen drohen, ist die Ultima ratio ein operativer Eingriff, bei dem meist versucht wird, durch eine Umschlingung des Schließmuskels seine Verschlusskraft zu erhöhen.

Gerade dann, wenn der schlappe Schließmuskel die Ursache ist, empfiehlt sich eine erhöhte Oberkörperlage beim Schlafen, denn in der flachen Position kann der Mageninhalt leichter zurückfließen und im Laufe der Nacht für eine vermehrte Reizung der Speiseröhre, aber auch der Stimmbänder sorgen (Heiserkeit/raue Stimme am Morgen, s. o.).

Ins Eingemachte
Herzbrennen (Heartburn). Dadurch, dass die Speiseröhre gereizt wird, manchmal sogar entzündet ist, empfinden manche Betroffene Schmerzen direkt hinter dem Brustbein, die von ihnen dann zunächst als Herzbeschwerden (fehl-)gedeutet werden – und die nicht selten zu der Angst führen, ernsthafte Herzprobleme zu haben. Aus diesem „Phänomen" hat sich die Bezeichnung „heartburn", Herzbrennen als Synonym für Sodbrennen etabliert.

1.2.2 Was, wenn es doch...?

An was für Differenzialdiagnosen sollten Sie denken, wenn Ihnen die o. g. Symptome präsentiert werden?

- **Brustenge (Angina pectoris):** Schmerzen hinter dem Brustbein können durchaus auch ein Zeichen dafür sein, dass etwas mit dem Herzen nicht stimmt. Die sog. Brustenge tritt aber häufig bei Belastungen und psychischem Stress und sehr unwahrscheinlich direkt nach dem Aufwachen auf. Auch die Übelkeit nach dem Essen passt nicht wirklich zu diesem Krankheitsbild.
- **Kehlkopfentzündung (Laryngitis):** Die raue Stimme könnte auch im Zuge einer Kehlkopfentzündung auftreten und im Falle des Sodbrennens ist es zumindest eine Kehlkopfreizung, die für die Rauigkeit verantwortlich ist. Bei einer durch Erreger bedingten Kehlkopfentzündung würden sehr wahrscheinlich aber noch andere Symptome hinzutreten, wie Fieber, Schluckbeschwerden, ggf. Schnupfen etc.
- **Magenschleimhautentzündung (Gastritis):** Eine Magenschleimhautentzündung geht häufig mit den Symptomen Schmerzen/Übelkeit einher – diese können während oder nach dem Essen auftreten. Zu diesem Krankheitsbild passt aber nicht die Höhe der Schmerzlokalisation und die raue Stimme am Morgen.
- **Magengeschwür (Ulcus ventriculi):** Zumindest die Schmerzen, die beschrieben werden, könnten den Verdacht zulassen, dass ein Magengeschwür vorliegt, für das die Schmerzen direkt nach der Nahrungsaufnahme typisch wären.

1.3   Mal nachgefragt...

Welche Fragen könnten Sie stellen, um Ihren Verdacht zu erhärten und andere Differenzialdiagnosen sicherer ausschließen zu können?

1. Wie oft haben Sie diese Symptome schon gehabt? Haben sie zugenommen? → Ggf. Hinweis auf chronische Entwicklung
2. Haben Sie noch andere auffällige Veränderungen bemerkt, wie z. B. Fieber oder Schluckbeschwerden? Verschwindet die raue Stimme im Laufe des Tages wieder? → Kehlkopfentzündung (Laryngitis)?
3. Sind die Beschwerden auch tagsüber da, unabhängig vom Essen? Wie ist es bei Anstrengungen? → Brustenge (Angina pectoris)?
4. Werden die Symptome schlimmer, wenn Sie Alkohol getrunken, fettes Essen gegessen oder mehr geraucht haben? → Sodbrennen (gastroösophagealer Reflux)/ Magenschleimhautentzündung (Gastritis)?

1.4   Klartext

Sie haben die Symptome, Sie haben einen Verdacht und Differenzialdiagnosen weitestgehend ausgeschlossen, aber haben Sie auch die richtigen Worte?

Das eine ist, eine Krankheit bestimmen zu können, das andere, sie dem Patienten auch verständlich zu vermitteln.

> Mindestens genauso wichtig, wie Ihr Wissen und Ihre Diagnosefähigkeit, ist es, dass der Patient versteht, was ihn krank macht und was er dagegen tun kann.

Im Studium lernen Sie sehr präzise, wie Sie sich von Kollege zu Kollege mit kurzer knapper Fachsprache erklären können. Das ist wichtig und effizient. Würden Sie aber den gleichen Text einem Patienten weitergeben, um ihm seinen Zustand zu erklären, wäre der Effekt vermutlich der gleiche, als würden Sie japanisch mit ihm reden. Daher hier wie in den folgenden Kapiteln jeweils ein Beispiel dafür, wie Sie interkollegial erklären können, was Ihre Verdachtsdiagnose ist, und ein weiteres, wie Sie es dem Patienten verständlich machen können. Wohlgemerkt: Beides ist bewusst als „Schwarz-weiß-Malerei" dargestellt, um den Kontrast deutlich zu machen – natürlich können Sie mit Ihrem Kollegen auch umgangssprachlicher reden als hier dargestellt.

Von Arzt zu Patient

Das hört sich für mich danach an, als handelt es sich um Sodbrennen. Die Säure, die im Magen eigentlich dafür da ist, das Essen zu zersetzen und Keime abzutöten, kann sich ihren Weg zurück durch die Speiseröhre suchen, worauf die Speiseröhre und ihre Schutzschicht nicht vorbereitet sind. Das verursacht Schmerzen und manchmal morgens auch die raue Stimme, weil der Kehlkopf ebenfalls etwas gereizt wird. Die Schmerzen direkt nach dem Essen könnten ein Zeichen dafür sein, dass es selbst dem Magen zu viel der Säure ist. Das ist alles erst einmal nichts Dramatisches, sollte aber, je nachdem, wie lange es schon für Beschwerden sorgt, mal von einem Facharzt abgeklärt werden. Vielleicht werden dort zur Sicherung der Diagnose eine Magenspiegelung gemacht und Medikamente verordnet, die die Säure reduzieren (und damit den Reiz, der auf die Speiseröhre wirkt). Auf alle Fälle kann man selbst schon einmal dagegenwirken, indem man die Ernährung etwas anpasst (nicht zu viel Fettes, Süßes, kaum Alkohol und Kaffee und nicht Rauchen oder spät zu Abend essen) und so schläft, dass der Oberkörper hoch liegt – dann kann der Mageninhalt nicht so schnell in die falsche Richtung zurück.

Von Arzt zu Arzt

Es handelt sich sehr wahrscheinlich um einen gastro-ösophagealen Reflux mit vor allem morgendlicher Reizung des Larynx und ggf. begleitender Gastritis. Sinnreich wäre, je nach Bestandsdauer der bisherigen Symptome, eine Gastroduodenoskopie bei einem gastroenterologischen Kollegen durchführen zu lassen. Zunächst sollte mit Protonen-pumpeninhibitoren anbehandelt und eine Ernährungs-umstellung mit dem Patienten besprochen werden.

2

…warum funktioniert das immer nur alle paar Tage?

„Nein danke, für mich nicht." Sandra winkt ab und lächelt etwas gequält. So haben Sie sie noch nie erlebt. Sonst ist Sandra diejenige, die sich Vor- und Hauptspeise bestellt, heute will sie gar nichts essen?!? Auch die anderen am Tisch schauen irritiert, das ist sehr untypisch für sie. „Du willst doch wohl nicht etwas abnehmen?" fragt Leonie entsetzt, die direkt neben ihrer schlanken Silhouette sitzt. Sandra ist das alles ganz offensichtlich unangenehm, sie windet sich unter den Blicken der anderen, deswegen versuchen Sie, das Thema auf etwas anderes zu lenken. „Habe ich Euch schon erzählt, was neulich im Präp-Kurs passiert ist?" Jetzt sind es die anderen, die abwinken und angeekelt das Gesicht verziehen. „Ey, ganz bestimmt nicht vorm Essen, erst recht nicht während des Essens und wage es ja nicht, nach dem Essen damit anzufangen!" kommentiert Tom Ihre Überleitung. Damit ist das Thema zwar passé, aber an Sandra denkt gerade auch keiner mehr. Nach dem Essen, bei dem sie stur auf ihr Handy gestarrt hat, setzen Sie sich rüber zu ihr und fragen leise: „Sag mal, alles okay bei Dir? So kenn' ich Dich gar nicht." Sandra schaut wieder bedrückt, fast peinlich berührt und schüttelt den Kopf. „Nein, es ist nicht alles okay, aber das ist ein Thema, das

© Springer-Verlag GmbH Deutschland, ein Teil von Springer Nature 2020
M. Kahl-Scholz, *Du studierst doch Medizin, sag mal …*,
https://doi.org/10.1007/978-3-662-60320-8_2

mir echt unangenehm ist und hier in der Gruppe kann ich darüber nicht reden. Will ich auch gar nicht!" schiebt sie trotzig und resolut nach. „Und was, wenn Du nur mir erzählst, was los ist? Du weißt doch – ich studiere Medizin, ich bin quasi schweigeverpflichtet." Sie grinsen Sandra zwinkernd an und zum ersten Mal an diesem Abend huscht so etwas wie ein Lächeln über ihr Gesicht. „Also gut.", sagt sie zögerlich. „Ich habe seit ein paar Wochen das Problem, dass ich nicht mehr oft..., also dass ich nur mit Problemen... ähm, naja Du weißt schon!" Sandra stammelt und findet ganz offensichtlich nicht die richtigen Worte. Sie blicken sie fragend an, sagen aber nichts, sondern warten. „Ich kann nicht auf die Toilette." wispert Sandra nach einiger Zeit so leise, dass selbst Sie es kaum hören können. Sie nicken langsam, verständlich, dass ihr das unangenehm ist. „Seit wann?", fragen Sie mit genau der gleichen leisen Stimme wie Sandra. Sie zuckt mit den Schultern und antwortet: „Seit etwa zwei Wochen. Das ist so schlimm, ich mag echt nix mehr essen. Heute ist wieder mal Tag drei, ich fühl mich wie ein Ballon." „Hast Du denn irgendetwas an Deiner Ernährung geändert? Trinkst Du genug?" sind die ersten Fragen, die Ihnen in den Sinn kommen. „Nein, hab' ich nicht, und ja tue ich." Sandra klingt so, als würde sie gerade bereuen, das Thema überhaupt angesprochen zu haben. „Okay...Medikamente? Nimmst Du etwas ein, das Du vorher nicht genommen hast?" bohren Sie weiter. „Was soll das denn damit zu tun haben? Aber im Übrigen: nein, tue ich nicht. Ich bin kerngesund. Mein Hausarzt hat mir zwar vor drei Wochen Eisentabletten verschrieben, weil irgendein Blutwert unterirdisch war, aber das sind weder richtige Medikamente, noch kann es an sowas liegen!" Kann es nicht?

2.1 Die Fakten

Was für Fakten können Sie aus der geschilderten Situation heraus sammeln, die für eine erste Verdachtsdiagnose wichtig wären?

Zusammengefasst nehmen Sie folgende Aspekte wahr:

- Schwierigkeiten beim Stuhlgang seit zwei **Wochen,**
- dann nur alle **drei bis vier Tage.**
- Seit drei Wochen werden **Eisenpräparaten** eingenommen.

2.2 Der Verdacht

Das, was hier beschrieben wird, klingt am ehesten nach einer ganz klassischen Verstopfung (Obstipation), in diesem Fall aufgrund der Einnahme von Eisenpräparaten.

2.2.1 Woher kommt denn sowas?

Ein heikles Thema, über das niemand gerne spricht – Verstopfung. Es rangiert ungefähr in einer Liga mit Inkontinenz, Blasenentzündungen oder Infektionen im Intimbereich. Dabei sind all das Erkrankungen bzw. Symptome, die so viel mehr Menschen treffen, als man meinen mag. Unter (zeitweiser) Verstopfung leidet z. B. etwa 1/5 der deutschen Bevölkerung. Mit solchen Themen umzugehen, ist auch für den, der behandelt, nicht immer einfach. Sie erfordern verbales Fingerspitzengefühl und eine gute Beziehung zum Patienten.

Eine „gesunde" Darmpassage, also der Weg von dem, was wir zu uns nehmen, zu dem, was wir von uns geben, hängt von sehr vielen Faktoren ab. Deswegen verwundert es nicht, dass es oft z. B. nur anderer Nahrungsmittel bedarf und schon ist der Weg nach draußen versperrt.

Ins Eingemachte

Ja, wo hakt's denn? Was ist denn eigentlich „normal", wenn es um die Zeit geht, die Nahrungsstoffe in uns brauchen bis zum Exit? Und in welcher Konsistenz sollte uns der Rest vom Fest idealerweise verlassen? Wie so oft, ist auch das ganz individuell. Die Angaben schwanken zwischen acht und 72 h und die Konsistenz kann von breiig weich bis knüppelhart alles sein (im letzteren Fall ist das auf Dauer nicht gut für das empfindliche Venennetz am After und Grundlage für die Entstehung von Hämorrhoiden). Eine physiologische Verdauung zeichnet sich prinzipiell durch eine gwisse Regelmäßigkeit aus und dass sie weder anstrengend noch schmerzhaft sein sollte. Pathologisch wird es dann, wenn wirklich nur noch sehr unregelmäßig oder verbunden mit viel Hilfe (z. B. starkes Pressen) raus kann, was raus muss. Von (chronischer) Verstopfung redet man dann, wenn über mehrere Monate der Stuhlgang immer wieder mindestens vier Tage ausbleibt und nur unvollständig oder unter großen Mühen erfolgen kann. Wodran liegt's? Es gibt drei Sollbruchstellen, an denen es zu Störungen und infolge dessen dann auch zur Verstopfung kommen kann:

- 1. Der Darm ist eine faule Socke (**kologene** Obstipation): Eigentlich sind der Dünn- und der Dickdarm echte Sportler und bewegen sich gerne. Damit sorgen sie dafür, dass ihr Inhalt immer schön in Richtung Ausgang geschoben wird. Wenn aber z. B. zu wenige Ballaststoffe in der Nahrung sind (die für den Darm so etwas wie der Stachel im Po sind) oder aber eine Grunderkrankung vorliegt, bei der die Darmmuskulatur bzw. das Darmnervengeflecht in Mitleidenschaft gezogen werden (Diabetes mellitus, Morbus Parkinson, Sklerodermie etc.), kann es dazu kommen, dass der Darm nicht mehr fleißig schiebt, sondern liegen lässt (sog. verlängerter Kolontransit). Immer mehr Wasser wird resorbiert, der Stuhl zunehmend härter. Auch Medikamente (allen voran z. B. Morphin, aber auch Schlafmittel, Diuretika oder Säureblocker) können den Darm vorübergehend in den narkoleptischen Zustand versetzen. Gleiches gilt – und

da wären wir wieder beim Beispiel von oben – für Eisen-
präparate.

- 2. Der Zugang sitzt zu (**anorektale** Obstipation): Damit
  etwas raus kann, muss es einen funktionstüchtigen Ausgang
  geben. Bei der anorektalen Obstipation ist das leider nicht
  mehr der Fall. Daran schuld können z. B. Verengungen des
  Analkanals sein oder Aussackungen im Enddarm, ebenso wie
  Störungen der motorischen Funktion des Schließmuskels.
- 3. Nichts Genaues weiß man nicht (**idiopathische**
  Obstipation): Was, wenn der Darm für all das gar nichts
  kann? Dann redet man von idiopathischen, also nicht erklär-
  baren/erkennbaren Ursachen. Schuld sind dann eher äußere
  Umstände, wie Stressfaktoren oder das Reizdarmsyndrom,
  was für ein Auf und Ab sorgt.
- Eine besondere Form der Verstopfung ist die sogenannte
  Reise-Obstipation, die durch andersartiges Essen, anderes
  Klima (mehr Hitze, weniger Flüssigkeit im Körper), eine
  andere Zeitzone oder generell einen anderen Tagesrhythmus
  in fremden Ländern vorübergehend auftreten kann.

Der erste sinnreiche Schritt bei Verstopfung (es sei denn,
sie hat einen handfesten funktionellen Grund, z. B. eine
verengende Wucherung etc.) ist sicher die Ernährungs-
umstellung auf viele Ballaststoffe und viel Flüssigkeit. Und
in diesem Fall: Das Ausschleichen von dem, was zur Verstopfung geführt haben könnte, sofern möglich. Wenn
das alles nichts hilft, dann gibt es etliche medikamentöse
Ansätze, um wieder Platz zu schaffen (z. B. Abführmittel
wie Macrogol oder Bisacodyl).

2.2.2 Was, wenn es doch...?

An was für Differenzialdiagnosen sollten Sie denken, wenn
Ihnen die o. g. Indizien präsentiert werden?

Verstopfung ist zunächst ganz simpel Verstopfung – und damit eher ein Symptom als ein für sich stehendes Krankheitsbild. Wichtig ist daher genau zu diagnostizieren, was die Ursache für dieses Symptom ist. In diesem Fall war der Grund offensichtlich und einfach zu finden, in anderen Fällen sind weitergehende Untersuchungen nötig, um herauszufinden ob nicht doch:

- systemische Erkrankungen,
- Erkrankungen des Darms
- oder psychosomatische Erkrankungen

ursächlich sein können.

2.3   Mal nachgefragt...

Welche Fragen könnten Sie stellen, um Ihren Verdacht zu erhärten und andere Differenzialdiagnosen sicherer ausschließen zu können?

- Werden Medikamente eingenommen? Wenn ja, welche? → Abgrenzung zur Verstopfung aufgrund von Nebenwirkungen
- Sind Vorerkrankungen bekannt, die eine Ursache sein könnten, wie z. B. Diabetes? → Abgrenzung zur Verstopfung aufgrund von kologenen systemischen Pathologien
- Gibt es weitere Beschwerden, Schmerzen im Bauchraum, am After etc.? → Abgrenzung zur Verstopfung aufgrund von kologenen oder anorektalen Ursachen
- Gibt es Zusammenhänge zu Stresssituationen? → Abgrenzung zu psychosomatischen Zusammenhängen

2.4 Klartext

„Immer langsam!" Sie lächeln Sandra beschwichtigend an, die mittlerweile geradezu verärgert über das Thema ist. „Ich bin zwar noch nicht weit im Studium, aber so viel weiß ich schon – Eisen und Dein Problem haben etwas miteinander zu tun…"

Von Arzt zu Patient

Die Einnahme von Eisen kann neben Magenschmerzen auch zu Übelkeit, Erbrechen und gelegentlich auch vorübergehender Verstopfung führen. Daher rate ich Dir dringend, mal bei Deinem Arzt nachzufragen, ob es wirklich noch nötig ist, dass Du die Eisentabletten nimmst. Vielleicht ist der Blutwert mittlerweile wieder so hoch, dass man die aussetzen kann. Außerdem könntest Du Dir und Deinem Bauch etwas Gutes tun, indem Du viel, viel trinkst und möglichst Sachen isst, die sehr faser- und ballaststoffreich sind, also viel frisches Obst, Gemüse und Getreide oder auch Leinsamen.

Von Arzt zu Arzt

Die Patientin leidet sehr wahrscheinlich an einer kologenen, transienten Obstipation in Folge einer Eisensubstitution. Es wäre ein Auslassversuch anzuraten, sofern die Werte (Hb, Ferritin etc.) dies zulassen. Ferner sollte die Patientin darauf hingewiesen werden, dass eine Ernährungsanpassung (ballaststoffreich und unter Zufuhr von viel Flüssigkeit) ebenfalls helfen kann, die Obstipation zu beseitigen.

3

...warum habe ich immer wieder diese Schmerzen an der rechten Seite?

„Hey, was los?" Marc beugt sich zu Steffen herunter, der vor dem Hörsaal steht, die Hand über seine rechte Flanke hält und leise stöhnt. Beide waren nach dem Essen in der Mensa gerade auf dem Weg zur Biologie-Vorlesung, als Steffen plötzlich stehengeblieben war. „Keine Ahnung!", keucht er. „Das hatte ich in letzter Zeit schon öfters, aber so schlimm war es noch nie, ich kann vor Schmerz gar nicht richtig atmen." Er stöhnt wieder und hält die Hände schützend über die Seite. „Soll ich Dich zum Arzt bringen?", fragt Marc besorgt. „Ne, lass mal, danke. Heute wird doch über die Klausurthemen gesprochen, ich schaff' das schon und geh heute Nachmittag zum Arzt.", raunt Steffen und versucht sich aufzurichten, aber scheinbar setzt der Schmerz sofort wieder ein, denn er kehrt umgehend in die gekrümmte Haltung zurück und erklärt: „Boah, das ist so fies, das zieht bis in die Schulter!" „Pass auf, mein Lieber", Marc klingt jetzt resolut, als würde er keinen Widerspruch zulassen, „Du gehst jetzt sofort zu Deinem Arzt oder hier in die Notaufnahme, das ist mir egal. So, wie ich Dich hier sehe, eher direkt in die Notaufnahme. Ich notiere hier alles, du wirst nix verpassen, aber das scheint mir doch ein Notfall zu sein!" Er schaut Steffen streng an und zieht

© Springer-Verlag GmbH Deutschland, ein Teil von Springer Nature 2020
M. Kahl-Scholz, *Du studierst doch Medizin, sag mal ...*,
https://doi.org/10.1007/978-3-662-60320-8_3

eine Augenbraue hoch, als dieser abwinken will. „Okay", gibt sich Steffen geschlagen und macht sich auf den Weg Richtung Ausgang. Allerdings kommt er nicht weit, sondern bleibt nach zwei Metern stehen, um sich wieder zu krümmen. Marc rennt hinter ihm her. „Du gehst nirgendwo alleine hin, ich sag eben Alice Bescheid, dass wir ihre Aufzeichnungen brauchen und dann gehen wir zusammen in die Notaufnahme." Steffen wehrt sich nicht und nickt nur knapp. Als Sie endlich in der Notaufnahme dran sind, darf Marc nach Einwilligung von Steffen bei der Untersuchung dabeibleiben. „Sie studieren also beide Medizin?", fragt der junge Assistenzarzt, der Steffen untersucht. „Ja", antwortet Marc etwas verlegen und für beide. „Aber erst in der Vorklinik", schiebt er schnell und fast entschuldigend hinterher. „Na, dann wollen wir mal sehen, was Ihnen fehlen könnte. Atmen Sie bitte einmal aus." Der Arzt legt seine Hände vorsichtig an den unteren Rippenbogen und drückt langsam nach unten. „Und wieder ein.", bittet er Steffen, der das zwar versucht, aber sofort seine Atmung unterbricht und schmerzverzerrt das Gesicht verzieht. „Mr. Murphy lässt grüßen. Das hatte ich mir gedacht!", murmelt der Arzt und zieht das Sonographie-Gerät zu sich heran. „Was meinen Sie", er wendet sich zu Marc, „was Ihr Freund haben könnte? Eine Idee?" Marc schaut wie ein aufgeschrecktes Kaninchen zuerst den Arzt und dann Steffen an. Er denkt angestrengt nach....

3.1   Die Fakten

Was für Fakten können Sie sammeln, die für eine erste Verdachtsdiagnose wichtig wären?

Zusammengefasst schildert und zeigt Ihnen der junge Mann folgende zentrale Symptome:

- **Schmerzen** in der **mittleren rechten Bauchgegend;**
- sie **strahlen** in die **rechte Schulter aus**
- und scheinen schon **seit längerer Zeit** immer wiederzukehren.

- Wird beim **Einatmen** (Inspiration) **Druck auf die betroffene Region** ausgeübt, kommt es zum **schmerzbedingten Anhalten der Luft.**

3.2 Der Verdacht

Die hier beschriebenen, wiederkehrenden (also ggf. kolikartigen) Schmerzen an der rechten Seite mit Ausstrahlung in die rechte Schulter deuten ebenso wie der schmerzbedingte Stopp bei der Einatmung (s. u.) auf Gallensteine (Cholelithiasis) hin.

3.2.1 Woher kommt denn sowas?

Gallensteine können prinzipiell jeden treffen und entstehen durch ein Missverhältnis der Gallenbestandteile. Ein Großteil der Steine (bis zu 80 %) sind Cholesterinsteine, der geringere Teil entsteht durch ein Übermaß an Bilirubin (20 %) (Abb. 3.1). Die meisten Menschen mit Gallensteinen haben jedoch keine Beschwerden (75 %).

Es gibt bestimmte Risikofaktoren, wie höheres Alter, Fettleibigkeit, das weibliche Geschlecht, Schwangerschaften und die Ernährung, die das Auftreten von Gallensteinen begünstigen. Manche Medikamente, z. B. zur Regulation der Blutfettwerte, können ebenfalls die Entstehung von Gallensteinen fördern.

Sorgen die Steine aber doch für Symptome, sind diese wie oben beschrieben vor allem kolikartige Schmerzen im rechten mittleren Oberbauch. Sie können in die Schulter und den Rücken ausstrahlen. Auch Druckgefühle, Völlegefühl, Unverträglichkeiten von vor allem fetten Speisen können Anzeichen einer Cholelithiasis sein.

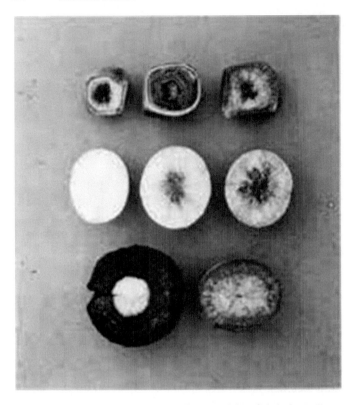

Abb. 3.1 Die bunte Welt der Gallensteine – je nach Zusammensetzung können Gallensteine sehr unterschiedlich sein. (Aus Bolck, Machnik 1979)

Ins Eingemachte

Murphys law. Was hat es aber nun mit dem Atemstop bei Druckausübung auf sich? Bei der Ausatmung weicht das Zwerchfell und infolge dessen auch die Oberbauchorgane zurück. Wird also bei Ausatmung (Expiration) die Gegend um die Gallenblase herum palpiert, sind die Schmerzen in der Regel noch aushaltbar. Bei der Einatmung (Inspiration) schiebt sich die betroffene Region gegen den Bereich, in dem Druck ausgeübt wird – es kommt zu Schmerzen, was als Murphy-Zeichen betitelt wird.

In der Bildgebung (in der Regel reicht hier der Ultraschall zur Diagnostik aus) ist die Gallenblase meistens vergrößert und – wenn die Steine den Gallenweg verlagern – auch der Ductus choledochus. Ganz klassisch ist bei Gallensteinen in der Sonographie der sog. Schallschatten.

Ist die Gallenblase zusätzlich entzündet (Cholecystitis), zeigt sich eine dreischichtige Gallenblasenwand.

Wenn die Steine keine Beschwerden machen, kann man in Ruhe lassen, was einen auch gerade in Ruhe lässt. Bei Beschwerden versucht man über Butylscopamin die kolikartigen Spasmen zu lösen und durch geeignete Mittel die Schmerzen zu lindern. Wenn die Beschwerden immer wieder kommen, ist über eine Gallensteinentfernung durch eine Stoßwellentherapie oder eine Cholecystektomie nachzudenken.

3.2.2 Was, wenn es doch...?

An was für Differenzialdiagnosen sollten Sie denken, wenn Ihnen die o. g. Symptome präsentiert werden? Im Oberbauchbereich sind das einige, im Folgenden werden nur ein paar wichtige Beispiele genannt.

- **Entzündung der Bauchspeicheldrüse (Pankreatitis):** Eine Bauchspeicheldrüsenentzündung kann ebenfalls zu akuten Schmerzen im Oberbauch führen, die aber eher gürtelförmig in den Rücken ausstrahlen. Hier würde das Blutbild mit erhöhten Pankreaswerten wegweisend sein.
- **Magen-/Zwölfsingerdarmgeschwür (Ulcus):** Auch ein Geschwür kann sich immer wieder mit akuten Schmerzen zeigen, allerdings treten meist auch Unwohlsein, Übelkeit etc. hinzu, meist bei nüchternem Magen oder direkt nach dem Essen.

- **Nierensteine (Nephrolithiasis):** Die Schmerzen bei Nierensteinen können ebenfalls kolikartig im oberen Bauch-/Rückenbereich auftreten. Meist ist hier aber der Urinbefund auffällig.
- **Herzinfarkt:** Auch ein Herzinfarkt kann zu Symptomen führen, die zunächst ähnlich den oben beschriebenen Schmerzen sein können, wobei diese eher nicht kolikartig sind. Diagnostisch führen die typischen Herzparameter weiter.

3.3   Mal nachgefragt…

Welche Fragen könnten Sie stellen, um Ihren Verdacht zu erhärten und andere Differenzialdiagnosen sicherer ausschließen zu können?

1. Treten die Beschwerden direkt vor oder nach dem Essen auf? → Abgrenzung Ulcus
2. Bestehen andere Beschwerden oder Strahlen die schmerzen noch in andere Bereiche aus? → Abgrenzung Pankreatitis/Nephrolithiasis
3. Sind die Schmerzen schon vorher aufgetreten oder treten sie in dieser Intensität das erste Mal auf? → Verdacht auf Herzinfarkt?

3.4   Klartext

„Ja, hier auf dem Ultraschall kann man es gut sehen. Sehen Sie diesen Schatten?", der Arzt deutet auf eine schwarze Fläche, „Der kommt durch Gallensteine zustande." „Gallensteine? Ist das nicht eher etwas für Ältere?"

Von Arzt zu Patient

Nein, nicht unbedingt. Gallensteine kann jeder kriegen, aber nicht bei jedem sorgen sie für Beschwerden. Meistens sind Symptome ein Zeichen dafür, dass die Gallensteine den Gallenweg behindern. Die Gallenblase war auch tatsächlich vergrößert, aber Anzeichen einer Gallenblasenentzündung konnte ich so nicht feststellen, würde aber gerne noch 2–3 weitere Untersuchungen machen. Zunächst gebe ich was gegen die Schmerzen und die Kolik. Trotzdem – gerade weil es nicht das erste Mal ist, dass die Steine Beschwerden machen – sollte man über eine Operation zumindest nachdenken.

Von Arzt zu Arzt

Es handelt sich hier um eine Cholelithiasis infolge von Konkrementen in der Gallenblase, wie auch die Sonographie zeigt. Ferner ist die Gallenblase vergrößert, jedoch kein Anzeichen einer Cholezystitis gegeben. Murphy-Zeichen positiv. Zunächst sollte symptomatisch anbehandelt werden mit Butylscopolamin und Novaminsulfon, ggf. auch mit einem stärkeren Analgetikum. Der Patient sollte darüber aufgeklärt werden, dass auf lange Sicht eine Cholezystektomie oder Stoßwellenlithotripsie anzuraten ist.

4

...woher kommt diese furchtbare Übelkeit und das Erbrechen?

„Boah, beeilst Du Dich bitte mal?" Eva hämmert schon zum 3. Mal gegen die Tür des WG-Bades: „Ich muss gleich los und Du besetzt das Bad nun seit gefühlt 100 Stunden!" Von innen kommt ein Stöhnen. Eva horcht auf und fragt etwas ruhiger: „Alles okay bei Dir, Aggi?" Agnes, ihre Mitbewohnerin, die auf Lehramt studiert, antwortet mit matter Stimme: „Nein, gar nicht. Ich kann hier nicht weg, ich bin undicht." Eva steht vor der Tür, runzelt die Stirn und schüttelt den Kopf. „Bitte was? Was meinst Du damit?" Anstelle einer Antwort hört Eva nur ein gurgelndes Würge-geräusch und das Plätschern der Toilette. „Okaaay!", langsam begreift sie. „Warst Du gestern feiern?" „Ha!", zum ersten Mal ist etwas Leben in Aggis Stimme, „Feiern, von wegen, dann hätte ich ja wenigstens vor diesem Alp-traum noch Spaß gehabt. Mir geht's seit gestern früh schon nicht gut, mir war die ganze Zeit flau im Magen, ich hatte so'ne Art Gliederschmerzen und heute Nacht ging es dann richtig los, nach allen Seiten, deswegen bin ich kaum vom Bad runtergekommen. Dabei bin ich so unendlich müde, ich will nur schlafen. Aber alleine die ständigen Bauch-krämpfe hindern mich daran." Eva nickt, was Aggi natürlich nicht sehen kann. „Bist Du noch da?", fragt sie deswegen

© Springer-Verlag GmbH Deutschland, ein Teil von Springer Nature 2020
M. Kahl-Scholz, *Du studierst doch Medizin, sag mal ...*,
https://doi.org/10.1007/978-3-662-60320-8_4

zögerlich. „Klar, bin ich noch da.", antwortet Eva prompt, „Kann ich Dir was bringen, brauchst Du was?" „Ja.", Aggi klingt wieder ganz schwach, „jemand, der mir sagt, dass das nix Schlimmes ist, auch wenn es sich anfühlt wie sterben. Vielleicht jemanden, der Medizin studiert…?" Eva muss grinsen. „Ich bin erst im 4. Semester, Aggi, weißt Du doch." Sie seufzt, lehnt sich gegen die verschlossene Badezimmertür und erklärt weiter. „Für mich hört sich das nach Magen-Darm-Grippe an. Oder danach, dass Du irgendetwas so gar nicht vertragen hast. Aber Gliederschmerzen und so…" Eva hält kurz inne und schüttelt dann energisch den Kopf. „Ne, das klingt eher nach Magen-Darm." „Meinst Du?", stöhnt Aggi, „Sowas hatte ich mein ganzes Leben noch nicht, nicht mal als Kind – glaub ich. Könnte es nicht doch was anderes sein?" Eva denkt ein paar Sekunden nach, bevor sie antwortet: „Klar kann es auch etwas anderes sein, aber wie heißt es so schön in der Medizin: Häufiges ist häufig, Seltenes ist selten. Ich glaube nicht, dass Du kurz vor den Prüfungen z. B. eine fiese Blinddarmentzündung kriegst, das wäre eine der möglichen Alternativen. Such's Dir aus." Im Bad ist es jetzt ruhig. „Warum glaubst Du denn, es könnte Magen-Darm sein?", fragt Aggi noch einmal mit dünner Stimme nach.

4.1   Die Fakten

Was für Fakten können Sie sammeln, die für eine erste Verdachtsdiagnose wichtig wären?

Zusammengefasst zeigen sich folgende Symptome:

- Ein **flaues Gefühl im Magen,** das sich binnen eines Tages in
- **Übelkeit/Erbrechen/Durchfall,** gepaart mit **Bauchkrämpfen,** umgewandelt hat und
- begleitet wird von **Gliederschmerzen.**

4.2 Der Verdacht

Tatsächlich ist das Symptomspektrum noch so diffus, dass es schwierig ist, eine eindeutige Verdachtsdiagnose zu stellen – es kommt noch einiges in die „engere Wahl". Trotzdem hat Eva recht, wenn sie sagt: Häufiges ist häufig…. Tatsächlich sollte man also zuerst an die häufigeren Diagnosen denken, in diesem Fall an eine Magen-Darm-Infektion (Gastroenteritis).

4.2.1 Woher kommt denn sowas?

Bei akutem Durchfall (Diarrhoe) und akuter Übelkeit (Nausea)/akutem Erbrechen (Emesis) sind meistens mikroskopisch kleine Unruhestifter nicht ganz unbeteiligt. Leider gibt es eine Vielzahl von Erregern, die für ein Chaos im Darm sorgen können. Bei den Bakterien sind Salmonellen, Escheria coli, aber auch Campylobacter jejuni oder Yersienien prominente Vertreter, bei den Viren Noro- und Rotaviren (beide in Deutschland neben Campylobacter mit am häufigsten). Die Ausbreitung erfolgt also meistens von Mensch zu Mensch, die Ansteckung kann aber auch durch befallene Lebensmittel oder verunreinigtes Wasser erfolgen.

„Holen" kann man sich eine Infektion recht schnell, die Übertragung erfolgt in der Regel „fäkal-oral", also dadurch, dass Erreger aus den Ausscheidungen durch Schmierinfektionen an ein weiteres Opfer gelangen. Dabei reichen zum einen meist verschwindend geringe Mengen Erreger aus. Zum anderen sind die Bösewichter in den Tröpfchen enthalten, die sich beim Erbrechen verteilen. Deswegen breiten sich derartige Infektionen auch recht rasch in Gemeinschafteinrichtungen aller Art aus.

Ins Eingemachte

Back to the roots. Durchfall – was passiert da, rein physiologisch, nochmal im Darm? Von einer Diarrhoe spricht der Mediziner, wenn es zu einer Entleerung von Stuhl mehr als 3 Mal pro Tag und/oder einer erhöhten Stuhlmenge (über 700 g pro Tag) kommt. Diarrhoe ist aber nicht gleich Diarrhoe:

- Die **sekretorische** Diarrhoe geht einher mit einem immensen Flüssigkeitsverlust, weil die bakteriellen Gifte (z. B. Cholera- oder Salmonellen-Toxine), die das verursachen, die Ausschüttung von Chlorid bei den Cl^--Kanälen (vom CFTR-Typ) steigern – (viel) Wasser folgt und verlässt den Körper, was zum Teil lebensbedrohliche Flüssigkeitsverluste mit sich bringen kann. Übrigens können auch VIP-Tumore über einen ähnlichen Mechanismus zur verstärkten Ausschüttung von Chlorid führen, mit dem gleichen Symptom-Effekt.

- Eine **osmotische** Diarrhoe kommt vor allem dann zustande, wenn Substanzen den Darm erreichen, die er nicht gut aufnehmen (resorbieren) kann. Dazu zählen ganz klassisch Abführmittel (z. B. Sorbitol und Mannitol), aber auch Substanzen (Monosaccharide etwa), die der Darm eigentlich absorbieren können müsste, es aber in bestimmten Fällen wie bei der Laktoseintoleranz nicht im vollen Umfang schafft.

- Wenn der Darm es zu sportlich nimmt und ständig in Action ist (wie das etwa bei Stress oder Angst der Fall sein kann), kommt es zu einer sogenannten **motilitäts-bedingten** Diarrhoe. Diese Form tritt bei Stress und Angst, diabetischer Neuropathie oder Hyperthyreose auf.

- Liegt eine Entzündungsreaktion, z. B. durch Bakterien, Viren oder chronische Darmerkrankungen (Morbus Crohn, Colitis ulcerosa) vor, spricht man von einer **entzündlichen** Diarrhoe.

Durchfall – das hört sich immer ein wenig harmlos an. Aber gerade bei akuten Durchfällen, zu denen Erbrechen mit hinzukommt, oder wenn Säuglinge, kleine Kinder oder ältere Personen betroffen sind, sollte man bedenken:

> Langandauernde Durchfälle bedeuten einen größeren Flüssigkeits- und Elektrolyt-Verlust und können den Kreislauf sehr belasten. Im schlimmsten Fall droht ein Kreislaufschock aufgrund von Flüssigkeitsmangel (hypovolämischer Schock) und – back to physiology – eine nicht-respiratorische Alkalose.

Diagnostisch zählt vor allem die Klinik. Bei der Anamnese sind Fragen danach wichtig, ob es einen Auslandsaufenthalt gab („Reisediarrhoe") oder vielleicht Lebensmittel gegessen wurden, die entweder als unverträglich bekannt sind oder vorher noch nie probiert wurden. Bei schweren Verlaufsformen oder geschwächten Patienten kann eine Erregerdiagnostik im Stuhl oder durch eine Blutkultur helfen, die Ursache schnellstmöglich zu identifizieren.

Die Therapie besteht in allererster Linie in der Gabe von Flüssigkeit, Flüssigkeit und noch einmal: Flüssigkeit. Das wichtigste Ziel ist es, den Körper vor der Austrocknung zu bewahren, gerade bei Säuglingen, kleinen Kindern und älteren Menschen, die schnell zu schwach werden können, um selbst zu trinken. Ferner können auch Elektrolytlösungen gegeben werden.

Eine Hemmung der Darmbewegung (Motilitätshemmer) empfiehlt sich eher nicht, weil die Erreger dann nur langsam ausgeschieden werden und so mehr Zeit im Darm haben, um für unschöne Symptome zu sorgen. Bei sehr starken Bauchkrämpfen kann man ggf. Spasmolytika geben.

4.2.2 Was, wenn es doch…?

An was für Differenzialdiagnosen sollten Sie denken, wenn Ihnen die o. g. Symptome präsentiert werden? Bei Durchfall und Erbrechen an so einige:

- **Blinddarmentzündung   (Appendizitis):**   Auch eine Appendizitis kann sich mit Übelkeit und Erbrechen bemerkbar machen, kommt aber selten ohne die klassischen Schmerzsymptome (Klopf-, Losslassschmerz, Blumberg-Zeichen etc.) daher.
- **Medikamenteneinnahme:** Gerade Antibiotika (aber auch andere Medikamente wie Metformin) können zu Durchfall (allerdings seltener zu Erbrechen) führen.
- **Chronisch entzündliche Darmerkrankungen**: Hier kämen vor allem Morbus Crohn und Colitis ulcerosa infrage. Allerdings sind der akute Verlauf und die Heftigkeit der Symptome in diesem Fall unpassend – nicht ohne Grund spricht man von „chronischen" Darmerkrankungen, die sich langsam, aber stetig bzw. mit wiederkehrenden Beschwerden entwickeln.
- **Nahrungsmittelallergie/-intoleranz:** Wird Laktose, Fruktose oder Sorbit nicht gut vertragen (siehe auch „Ins Eingemachte" oben), kann es ebenfalls zu Bauchkrämpfen, Durchfall, seltener Erbrechen kommen. Aber auch hier gilt: Die Ausprägung der Symptome, dass sie so akut einsetzen und auch erst einmal anhalten, passt nicht recht zur Verdachtsdiagnose „Nahrungsmittelallergie".

4.3   Mal nachgefragt…

Welche Fragen könnten Sie stellen, um Ihren Verdacht zu erhärten und andere Differenzialdiagnosen sicherer ausschließen zu können?

1. Gibt es lokale Schmerzpunkte, vor allem im unteren Bauchbereich? → Abgrenzung Blinddarmentzündung
2. Werden derzeit irgendwelche Medikamente eingenommen? → Abgrenzung Medikamenten-induzierte Diarrhoe
3. Gibt es bekannte Darmerkrankungen in der Familie? Gab es die Beschwerden schon einmal in der Form vorher? → Abgrenzung chronisch entzündliche Darmerkrankungen
4. Gibt es Unverträglichkeiten von bestimmten Speisen? Gab es die Beschwerden schon einmal nach dem Genuss bestimmter Nahrungsmittel? → Abgrenzung Nahrungsmittelallergie/-unverträglichkeit

4.4 Klartext

„Aggi, ich bin keine Expertin!", blafft Eva die Tür an. „Nein, noch nicht!", hallt es schwach aus Bad zurück. Eva muss grinsen.

Von Arzt zu Patient

Na schön, ich glaube tatsächlich, Du hast Dir einen Magen-Darm-Virus gefangen, passt für mich dazu, dass Du Dich generell einen Tag vorher nicht so gut gefühlt hast, auch Gliederschmerzen hattest und alles ganz plötzlich und heftig losging. Wichtig ist, dass Du jetzt ganz viel trinkst! Unbedingt! Und auch wenn es Dir schwerfällt. Ich mache jetzt einmal einen Tee und gehe etwas später zur Vorlesung. Wenn es nicht besser werden sollte, rate ich Dir, dass Du Dich doch mal beim Hausdoc vorstellst.

Von Arzt zu Arzt

Es handelt sich hier um eine akute Gastroenteritis mit Diarrhoe, Nausea und Emesis, wahrscheinlich im Rahmen einer viralen Infektion mit Noro- oder Rota-Viren. Wichtig ist die Flüssigkeitssubstitution, um eine Dehydrierung zu verhindern. Ggf. kann man auch Elektrolytlösungen, wie Elotrans, empfehlen, um den Allgemeinzustand zu stabilisieren,

5

…warum brennt es immer so oft so schrecklich?

„Lässt Du mich noch mal eben durch? Tschuldige.",
murmelt Danai peinlich berührt und schleicht sich an
Ihren Beinen vorbei, raus aus der Stuhlreihe und dem
Hörsaal. Sie schnalzen etwas genervt mit der Zunge und
setzen sich wieder gerade hin, um sich auf den Dozenten
zu konzentrieren, der gerade über das somatosensorische
System doziert. Sie notieren im Laptop gerade die fünf
Submodalitäten, als Danai wieder vor Ihnen steht und
Sie entschuldigend anblickt. Seufzend schlagen Sie die
Beine zur Seite und lassen sie vorbei. Als Danai sitzt und
ebenfalls wieder ihren Laptop auf den Knien balanciert –
gerade geht es um das ARAS –, fragen Sie leise von der
Seite: „Sag mal, alles okay bei Dir? Das war jetzt schon das
dritte Mal in einer halben Stunde, dass Du rausgegangen
bist." Danai schaut verlegen auf den Bildschirm und zuckt
mit den Schultern. „Ich habe keine Ahnung, was los ist."
Danach schaut sie stoisch nach vorne und notiert sich
„Eigenschaften somatosensorischer Neurone". Sie fragen
nicht weiter, bemerken aber, dass es keine fünf Minuten
dauert, bis Danai wieder unruhig hin und her rutscht. Der
Dozent beschreibt gerade, was unter Viszerozeption zu
verstehen ist, als erneut schmale Finger vorsichtig auf Ihren

© Springer-Verlag GmbH Deutschland, ein Teil von Springer
Nature 2020
M. Kahl-Scholz, *Du studierst doch Medizin, sag mal …*,
https://doi.org/10.1007/978-3-662-60320-8_5

linken Unterarm klopfen. Danai schaut entschuldigend und flehend Richtung Hörsaalausgang. Sie runzeln die Stirn, halten ihren Laptop fest und schwingen die Beine zur Seite, was Danai nutzt, um geradezu fluchtartig den Saal zu verlassen. „Über die Afferenzen und Efferenzen der Viszerozeption werden über Regelkreise unbewusst die vegetativen Funktionen gesteuert.", ertönt die Stimme des Dozenten von unten. „Das Parenchym der Leber ist (im Gegensatz zur Kapsel) wie das von Pankreas, Niere, Nebenniere, Milz und Gehirn praktisch nicht innerviert und damit kaum schmerzempfindlich. Überdehnung und Spasmen der ableitenden Harnwege werden als Schmerz wahrgenommen. Darüber hinaus wird auch der Füllungszustand der Blase, also der Harndrang wahrgenommen." Bei den letzten Worten bemerken Sie Danai neben sich und lassen sie wieder rein. „Harndrang, genau mein Thema!", sagt sie genervt. „Also deswegen musst Du immer raus?", fragen Sie vorsichtig? Danai nickt stumm. „Exakt. Ich weiß nicht warum. Und ob das nicht genug wäre, kommt zu allem Überfluss noch dazu, dass es wehtut, das…Du weißt schon. Hier so…" Sie drückt auf eine Stelle oberhalb des Schambeins. „Honeymoon, baby.", grinsen Sie ein wenig schelmisch. „Bitte, was?" Danai ist sichtlich irritiert und versteht nicht, was das eine mit dem anderen zu tun haben könnte. „War mehr ein Scherz", rudern Sie sofort zurück. „Aber für mich hört sich das an wie eine Blasenentzündung." Danai nickt leicht: „Ja, habe ich auch schon dran gedacht, aber was hat das bitte mit den Flitterwochen zu tun?"

5.1   Die Fakten

Was für Fakten können Sie sammeln, die für eine erste Verdachtsdiagnose wichtig wären?

Zusammengefasst schildert die junge Dame folgende Symptome:

- **Ständiger Drang,** auf Toilette zu gehen, und
- **Schmerzen beim Wasserlassen** oberhalb der **Darmbeinfuge.**

5.2 Der Verdacht

Die Symptome deuten recht zielsicher auf eine Blasenentzündung (Zystitis) hin. Gerade der ständige, heftige
(imperative) Harndrang (Pollakisurie) und die Schmerzen
oberhalb der Symphyse beim Wasserlassen sind klassische
Anzeichen für eine Blasenentzündung.

5.2.1 Woher kommt denn sowas?

Das kommt von den Bakterien, die man ganz normal im
Genital- oder Analbereich vorfindet, die aber unerlaubter-
weise den Weg die Harnröhre hinauf suchen (also
aszendieren). Meist ist Escheria coli der Geisterfahrer, aber
auch Enterokokken, Staphylokokken, Pseudomas und
andere mehr können sich auf den Schleichweg machen.

Ins Eingemachte
Honeymoon, baby? Ja, Honeymoon, baby! Denn zu den
„Risikogruppen" für eine Zystitis zählen vor allem „sexuelle
aktive" Frauen, weswegen man bei einer akuten Blasenentzündung auch scherzhaft von einer Honeymoon-Zystitis
spricht. Dass Frauen häufiger betroffen sind wie Männer liegt
schlicht an der anatomischen Bauweise, denn im Längenver-
gleich zieht die frauliche Harnröhre im wahrsten Sinne den
Kürzeren. Sie ist nur 2,5 bis 4 cm lang, während beim Mann
Bakterien ganze 20–25 cm hochkrakseln müssten, um Ärger zu
machen.

Klassische Symptome sind wie schon beschrieben der
häufige Drang zur Toilette zu gehen, wobei auch nur wenig
Harn tatsächlich den Körper verlässt (Pollakisurie), was
zudem schmerzhaft ist (Algurie) und manchmal erschwert
sein kann (Dysurie). Sind die Nierenlager klopfschmerzhaft, haben die Bakterien nicht nur die Harnröhre (Uretra),

sondern auch die Harnleiter (Ureteren) gekapert und sind auf dem direkten Weg Richtung Niere weitermarschiert (mit dem Resultat einer Nierenbeckenentzündung).

Neben der Anamnese und Klinik sollte natürlich eine Diagnostik des Urins erfolgen mit der Fragestellung nach

- Leukozyturie (also weiße Blutkörperchen im Harn? → als Abwehrblockade gegen die Bakterien werden vermehrt weiße Blutkörperchen gebildet und ausgeschüttet),
- Erythrozyturie (also rote Blutkörperchen im Harn? → kommt es durch die Entzündung zu einer Schädigung, vor allem der Niere, können auch Erythrozyten nachweisbar sein.),
- Bakteriurie (also Bakterien als Verursacher im Harn?).

Auch eine Sonographie kann helfen, die Blasenentzündung von einer beginnenden oder voll existierenden Nierenbecken Entzündung abzugrenzen.

Die Therapie richtet sich danach, wie schwer die Symptome beeinträchtigen, und wie oft die Zystitis schon wiedergekommen ist (ob sie also rezidivierend ist). In der Regel reicht zunächst eine symptomatische Behandlung, bestehend aus

- Bettruhe,
- viel Flüssigkeit,
- häufige Entleerung der Blase (=Ausspülung der Erreger),
- eventuell spasmolytische Medikamente,
- keine schmerzstillenden Pharmaka, die nierenschädigend sein können (z. B. nicht-steroidale Antirheumatika, NSAR und Morphin).

Ist die Zystitis mit Komplikationen verbunden oder rezidivierend, kommt die Einnahme von Antibiotika in Betracht.

5.2.2 Was, wenn es doch…?

An was für Differenzialdiagnosen sollten Sie denken, wenn Ihnen die o. g. Symptome präsentiert werden?

- **Entzündung im Rahmen von Abfluss-Störungen?** Es muss nicht zwangsläufig ein Keim der Verursacher sein, gerade bei immer wiederkehrenden Blasenentzündungen sollte man auch daran denken, dass eine Abfluss-Störung Grund sein kann. Sind zum Beispiel die ableitenden Harnwege blockiert? Staut sich irgendwo der Harn und fließt nicht richtig ab? Sind Nierensteine schuld? Oder eine Dysfunktion der Blase?
- **Medikamenteneinnahme:** Wie weiter oben schon beschrieben, können z. B. bestimmte Schmerzmittel nierenschädigend sein.

5.3 Mal nachgefragt…

Welche Fragen könnten Sie stellen, um Ihren Verdacht zu erhärten und andere Differenzialdiagnosen sicherer ausschließen zu können?

1. Ist das die erste Infektion oder kam es schon häufiger zu solchen Beschwerden? → Abgrenzung rezidivierender Harnwegsinfekt, ggf. verengende (obstruktive) Gründe?
2. Werden derzeit irgendwelche Medikamente eingenommen? → Abgrenzung medikamenten-induzierte Harnwegsinfektion

5.4 Klartext

Sie lachen: „Na, alles!" Danai schaut Sie immer noch fragend an, deswegen wispern Sie ihr zu:

Von Arzt zu Patient

Wir sind ja beide schon darauf gekommen, dass Du sehr wahrscheinlich eine Blasenentzündung hast. Und Frauen sind schneller und häufiger davon betroffen, allein deswegen, weil der Weg für den Erreger durch die Harnröhre da nicht so beschwerlich lang ist wie beim Mann. Und vor allem Frauen, die gerade – ich sage mal medizinisch vorsichtig – sexuell aktiv sind, können von einer Blasenentzündung heimgesucht werden. Da sind die Flitterwochen natürlich ideal. Deswegen redet man auch von der „Honeymoon-Zystitis". Wichtig ist, dass Du viel, viel trinkst, ruhig auch Nieren- und Blasentees, und Dich ausruhst. Sollte es nicht besser werden oder Schmerzen im Rückenbereich dazukommen, würde ich spätestens dann unbedingt mal zum Arzt gehen, der dann auch nach den Untersuchungen besser entscheiden kann, ob eine Antibiotikagabe Sinn macht.

Von Arzt zu Arzt

Die Patientin leidet an einer akuten Zystitis, vermutlich bakterieller Genese. Zunächst sollte der Urin auf Leukozyten, Erythrozyten und ggf. auslösende Erreger und die Nierenregion sonographisch untersucht werden, um eine Nephrolithiasis, andere stenosierende Ursachen oder eine bereits vorhandene Mitbeteiligung des Nierenbeckens weitestgehend ausschließen zu können. Je nach Schwere und ggf. auch bei rezidivierendem Infekt kann über eine Antibiotikagabe nachgedacht werden. Bis dahin ist eine symptomatische Therapie mit Flüssigkeitssubstitution, häufigen Blasenentleerungen und Bettruhe angezeigt.

6

...woher kann dieser Druck immer nach dem Essen kommen?

„Hmmmm." Etwas verkrampft hält sich Paul die Hand übers Brustbein und beugt sich vorne über. „Was ist los?", fragt Natalie, die ihm gegenübersitzt. Auch Sie schauen ihn fragend an. Bis gerade war noch alles in Ordnung – der Abend zu dritt war genauso lustig verlaufen wie erhofft, endlich hatte es geklappt, dass sie drei sich mal wieder treffen konnten, seit dem Abi hatte sich das sehr verlaufen und nun endlich war die alte Gang wieder zusammen. Paul, der BWL studierte, Natalie, die Heilerziehungspflegerin werden wollte, und Sie, im 2. Semester Medizinstudent. Das Essen war lecker, so wie immer, und bis gerade lief der Abend auch vollkommen locker, aber jetzt sah Paul tatsächlich etwas angespannt aus und hielt sich nach wie vor die Hand auf das Brustbein. „Ich weiß nicht genau, was das ist.", beantwortet Paul die Frage, „Ich hatte das in letzter Zeit häufiger." Er dreht sich weg und hält die andere Hand vor den Mund, um aufzustoßen. „Tschuldigt." Paul dreht sich wieder in Ihre Richtung und erklärt weiter: „Immer nach dem Essen habe ich dieses komische Druckgefühl hier...". Er klopft sich mit der flachen Hand auf das Brustbein in der Herzgegend. „Das ist echt unangenehm." Er dreht sich wieder zur Seite, um erneut aufzustoßen. „Und

© Springer-Verlag GmbH Deutschland, ein Teil von Springer Nature 2020
M. Kahl-Scholz, *Du studierst doch Medizin, sag mal ...*,
https://doi.org/10.1007/978-3-662-60320-8_6

das nervt auch!", schiebt Paul hinterher. Natalie schaut Sie fragend an: „Du studierst doch jetzt Medizin, Herr Doktor, was könnte das denn sein?"

6.1   Die Fakten

Was für Fakten können Sie sammeln, die für eine erste Verdachtsdiagnose wichtig wären?

Zusammengefasst zeigen sich folgende Symptome:

- **Nach dem Essen** kommt es immer wieder zu
- einem **Druckgefühl hinter dem Brustbein** und
- **wiederholtem Aufstoßen.**

6.2   Der Verdacht

Die Symptome könnten ganz harmlos sein (jeder von uns hat nach einem reichhaltigen Essen mal ein Völlegefühl oder muss aufstoßen), treten sie aber ständig auf, könnten sie darauf hindeuten, dass gerade nach dem Essen noch einmal weniger Platz im Brustraum zu sein scheint, und legen am ehesten den Verdacht auf einen neben der Speiseröhre verlaufenden (paraösophageale) Bruchsack im Zwerchfell (eine sog. Hiatushernie) nahe.

6.2.1   Woher kommt denn sowas?

Sollbruchstellen, an denen sich im Körper Gewebe vorbeimogeln kann, das da eigentlich nicht hingehört, gibt es einige: der Hiatus oesophagus, an dem die Speiseröhre durch das Zwerchfell tritt, ist so eine davon (andere berühmte Vertreter sind u. a. das Leistenband bzw. die

Leistenhernie, Hernia inguinalis, und der Nabel bzw. die Nabelhernie, Hernia umbilicalis).

Eigentlich liegt der Mageneingang (die Kardia) und der obere Anteil des Magens fein säuberlich anatomisch geordnet unterhalb des Hiatus oesophagus und des Zwerchfells. Kommt es aber entweder durch eine Laune der Natur zu einer höheren Anlage oder rutscht ein Teil des Magens vorwitzig in Richtung Thorax, dann kann sich das durch verschiedene Symptome äußern. Man unterscheidet hier, ob sowohl Kardia und oberer Magenanteil durch den Hiatus treten (axiale Gleithernie, Abb. 6.1b) oder ob die Kardia an Ort und Stelle bleibt, dafür aber ein Teil des Magens die Speiseröhre nach oben überholt (paraösophageale Hernie, Abb. 6.1c).

Ins Eingemachte
Die Magen steht Kopf. Bei einer paraösophagealen Hernie kann es nicht nur zur Verlagerung eines (kleinen oberen) Teils des Magens, sondern im Extremfall sogar dazu kommen, dass sich der Magen nahezu komplett in fremde Gefilde begibt. Man redet in diesem Zusammenhang von einem „Upside-Down-Stomach" (Abb. 6.2).

Eine axiale Hernie macht sich – wenn überhaupt – durch Sodbrennen bemerkbar, weil Kardia und unterer

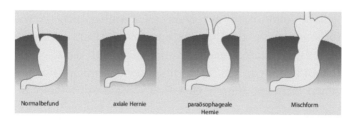

Normalbefund   axiale Hernie   paraösophageale Hernie   Mischform

Abb. 6.1 a Normaler Zustand, **b** axiale Gleithernie, **c** paraösophageale Hernie, **d** Mischform. (Aus Eichfeld 2015)

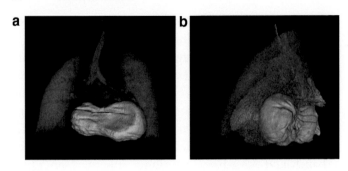

Abb. 6.2 Upside-down-Stomach in der Rekonstruktion. (Aus Treskatch et al. 2013)

Ösophagusshpinkter meistens ihrer Schließ- und Abdicht-funktion nicht mehr nachkommen können. Eine paraösophageale Hernie kann ebenfalls lange asympto-matisch sein, bis es eventuell (gerade nach dem Essen) zu den im Fallbeispiel beschriebenen Symptomen wie Aufstoßen und Druckgefühl in der Herzgegend kommen kann, was aber noch zum „unkomplizierten Stadium" gehört. Kann hingegen Nahrung nicht mehr ungehindert die Speiseröhre passieren und werden Anteile abgeschnürt, kommt es zu Ulzerationen oder Blutungen, spricht man vom „Komplikationsstadium".

Diagnostisch könnte man durch eine Endoskopie bzw. ein CT-Thorax nachweisen, dass eine Hernie vorliegt.

Während eine axiale Gleithernie meist keiner Therapie bedarf, sollte man bei einer paraösophagealen Hernie doch ernsthaft darüber nachdenken, selbst, wenn sie keine Beschwerden macht. Hintergrund sind die schweren Komplikationen, die mit zunehmendem Stadium ent-stehen können. Durch eine Gastropexie wird dann der Magen wieder an seinen eigentlichen Sitz verlagert und an der Bauchwand so fixiert, dass er nicht mehr ohne weiteres nach oben ausweichen kann.

6.2.2 Was, wenn es doch…?

An was für Differenzialdiagnosen sollten Sie denken, wenn Ihnen die o. g. Symptome präsentiert werden?

- **Magenschleimhautentzündung**: Eine Gastritis kann durchaus auch zum Aufstoßen sowie nach dem Essen zu Druckgefühl führen, allerdings eher im Oberbauch und dann meistens vergesellschaftet mit anderen Symptomen, wie z. B. Übelkeit, Erbrechen und teilweise Appetitlosigkeit.
- **Angina pectoris (im Rahmen einer koronaren Herzkrankheit)**: Alles, was in der Herzgegend Symptome verursacht, lässt natürlich auch zunächst an ein bestimmtes Organ denken: das Herz. Bei einer Brustenge, Angina pectoris, wäre es aber sehr unwahrscheinlich, dass sich die Symptome nur nach dem Essen zeigen und dann auch noch mit häufigem Aufstoßen zusammen auftreten. Zudem äußert sich die Angina eher als Schmerz, der durch körperliche oder psychisch belastende Situationen ausgelöst oder zumindest verstärkt wird.

6.3   Mal nachgefragt…

Welche Fragen könnten Sie stellen, um Ihren Verdacht zu erhärten und andere Differenzialdiagnosen sicherer ausschließen zu können?

1. Gibt es andere Symptome, die zusätzlich auftreten wie Schmerzen oder Übelkeit? → Abgrenzung KHK oder Gastritis
2. Ist das Druckgefühl vor allem nach dem Essen oder generell zu spüren? Wie verhält es sich unter Belastung? → Abgrenzung KHK oder Gastritis

6.4 Klartext

Sie merken selbst, wie Sie rot werden. „Ja, schon....",
stammeln Sie entschuldigend und ergänzen zu Paul
gewandt verlegen grinsend, „aber ich bin ja noch nicht
weit, sowas kann ich noch nicht, da rate ich Dir, geh'
morgen zu Deinem Hausarzt und komm' in 5 Jahren wieder
zu mir." Paul muss lachen. „Alles klar, ist nicht schlimm. Ich
lass Dich wissen, was der Arzt gesagt hat."

Von Arzt zu Patient

Ich tippe darauf, dass Sie eine Hernie, also einen Bruchsack haben könnten, durch den immer wieder ein Teil des
Magens nach oben rutscht in den Bereich des Körpers, der
dafür eigentlich nicht gedacht ist. Normalerweise trennt
das Zwerchfell diese beiden Bereiche, aber an einer Stelle,
an der die Speiseröhre in den unteren Bereich kommt,
kann es zu einer Verlagerung kommen. Deswegen haben
Sie hier im Herzbereich dieses Druckgefühl und müssen
auch häufiger aufstoßen. Ich würde gerne noch eine Untersuchung machen, durch die ich genauer beurteilen kann,
wie Magen, Speiseröhre und Zwerchfell zueinander liegen.
Prinzipiell ist das erst einmal nichts Schlimmes, es kann aber
Komplikationen nach sich ziehen. Deswegen sollte man
frühzeitig über eine Therapie nachdenken.

Von Arzt zu Arzt

Die geschilderten Symptome weisen am ehesten auf eine
paraösophageale Hernie hin. Es ist sinnreich, durch eine
Endoskopie die genauen Lageverhältnisse abzuklären und
den Patienten über mögliche Komplikationen aufzuklären.
Ggf. sollte eine Gastropexie erwogen werden.

7

…wieso lassen die Schmerzen nach dem Essen nach?

„Hallo Schatz!" Theresas Vater klingt wie immer etwas gehetzt und busy. „Wie geht's Dir?" Theresa holt gerade aus, um zu antworten, als ihr Vater sie schon wieder unterbricht. „Hast Du schon Deine erste Operation hinter Dich gebracht?" Theresa rollt mit den Augen und antwortet heftiger als gewollt: „Papa, lass es! Du weißt, dass ich immer noch im Grundstudium bin!" Einen kurzen Moment herrscht Stille, dann schiebt ihr Vater mit einem leicht amüsierten Klang in der Stimme ein „Mag sein, aber früh übt sich" nach. „Du, Schatz, ich kriege gerade einen wichtigen Anruf, ich rufe Dich in 5 Minuten zurück." Und schon ist er weg. So läuft das immer, vor allem in der Woche. Am Wochenende hat Theresas Vater wenigstens mal Zeit, um drei Sätze geradeaus zu sprechen, ohne durch irgendeinen Gedanken, einen Anruf oder eine E-Mail unterbrochen zu werden. Manchmal macht das Theresa wirklich Sorgen, gerade, nachdem sie in den letzten Semestern immer wieder gehört hat, was Stress – vor allem chronischer –, Schlafmangel und Rauchen im Körper auslösen kann. Ihr Papa ist und bleibt ein Workaholic, der nicht gut auf sich achtet, denkt sie gerade, als das Smartphone wieder klingelt. „Jahaaa?", fragt Theresa in das

© Springer-Verlag GmbH Deutschland, ein Teil von Springer Nature 2020
M. Kahl-Scholz, *Du studierst doch Medizin, sag mal ...*,
https://doi.org/10.1007/978-3-662-60320-8_7

Mikro, gerade so, als wüsste sie nicht, wer dran ist. „Ich bin's nochmal." Die Stimme ihres Vaters klingt plötzlich nicht mehr geschäftig, sondern eigenartig matt. „Alles okay bei Dir, Dad?" Sie hört, wie ihr Vater scheinbar etwas auspackt, es raschelt und dann antwortet er mit vollem Mund: „Jaja, alles okay. Ich muss nur was essen, dann geht's gleich wieder." Theresa stutzt: „Was geht dann wieder?", fragt sie. „Na, die Schmerzen.", antwortet ihr Vater, als sei das selbstverständlich. „Ach so, klar, die Schmerzen!" Theresa ist immer noch etwas genervt vom ersten Anruf. „Dad, was für Schmerzen? Du hast mir bisher nichts von irgendwelchen Schmerzen erzählt!" Ihr Vater seufzt tief und erklärt mit etwas weniger fester Stimme: „Ich habe seit einigen Tagen – vielleicht sind es auch schon Wochen? –, so ein Druck- und Schmerzgefühl im oberen Bauchbereich. Komischerweise nachts oder wenn ich nichts gegessen habe. Sobald ich etwas esse…" Theresa hört, wie er irgendetwas abbeißt und kauend weiter erklärt: „geht es recht schnell wieder." Theresa runzelt die Stirn. „Eigenartig", antwortet sie. „Ja, Frau Doktor, sehr eigenartig. Sie könnten ja mal in ihre schlauen Bücher schauen, um dem armen alten Vater zu helfen?!?" Sie muss lachen: „Du bist weder arm noch alt. Aber ich muss tatsächlich noch einmal etwas nachlesen, mir kommt da so eine Idee...."

7.1   Die Fakten

Was für Fakten können Sie sammeln, die für eine erste Verdachtsdiagnose wichtig wären?

Zusammengefasst zeigt Theresas Vater folgende Symptome:

- Ein **Schmerz** im **oberen Bauchbereich (epigastrisch)**,
- der **vor allem nachts** oder **nüchtern** auftritt und
- der durch **essen gelindert** wird.

7.2 Der Verdacht

Die Symptome deuten am ehesten auf ein Zwölffingerdarmgeschwür (Ulcus duodeni) hin.

7.2.1 Woher kommt denn sowas?

Ein „Geschwür" klingt in dem Zusammenhang erst einmal irreführend, denn es lässt eher an eine Wucherung
denken, als an das, was es zunächst ist: eine Zerstörung
von Gewebe (in diesem Fall des Duodenums) bis in die
tiefsten Schleimhautschichten hinein (Abb. 7.1). Bedingt
durch diesen Defekt kann es reaktiv zur Entzündung,
Schwellung und Bildung von Belägen kommen, was dann
schon eher wieder „Geschwür-like" ist.

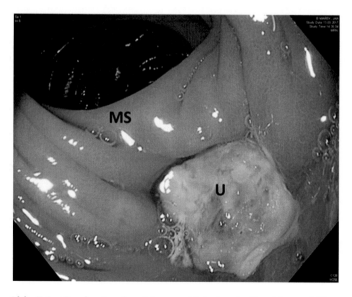

Abb. 7.1 Geschwür der Magenschleimhaut. U = Ulcus, MS =
Magenschleimhaut. (Aus Brandes et al. 2019)

Zusammengefasst werden solche Geschwüre im Magen-Darm-Bereich als „gastroduodenale Ulkuskrankheit" beschrieben. Betreffen die Geschwüre den Magen, spricht man von einem Ulcus ventriculi.

Ins Eingemachte
Angriff und Verteidigung. Man könnte im ersten Brainstorming meinen: Magen = Salzsäureproduktion → übermäßige Produktion = Ulkus. Aber: So einfach geht die Formel nicht auf! Zum Ulkus kommt es vor allem dann, wenn die Schutzbarrieren des Magens nicht mehr ausreichend greifen (allen voran die schützende Muzinschleimschicht) und zudem die „Barierrebrecher" wie Magensäure oder Pepsin (beides zusammen wirkt stark Geschwür-bildend) das Feld für sich einnehmen. Nicht selten ist ein kleiner Keim die Ursache: *Helicobacter pylori.* Dieses Bakterium findet sich bei über 95 % der Patienten mit einem Ulcus duodeni und hat den Riesenvorteil, dass Säure ihm schnuppe ist. Es hat nämlich seine eigenen neutralisierenden Abwehrwaffen und spaltet kurzerhand einfach Harnstoff in NH_3 und CO_2, was für die Salzsäure in seiner unmittelbaren Umgebung das „Aus" bedeutet. Außerdem weiß es genau, wo ein angenehmer pH zum Leben herrscht: tief in den kleinen Magengrübchen. Genau dort siedelt es sich an und sorgt zunächst für eine Entzündungsreaktion (Gastritis) der Schleimhaut, die wiederum über Entzündungszellen und Zytokine zu einer Mehrproduktion von Gastrin und Pepsin führt. So stark die Schutzmechanismen der Schleimhaut auch sind, aber diesem „Mehr" kann sie meist nicht standhalten.

Ins Eingemachte
Sich küssende Geschwüre? Ja, sich küssende Geschwüre, auch „kissing ulcers" genannt. Beim Ulcus duodeni kann es dazu kommen, dass sich zwei gegenüberliegende Geschwüre bilden, die mit diesem Namen bezeichnet werden.

Diagnostisch wird mittels Magen-Darm-Spiegelung (Gastroduodenoskopie) nachgeschaut, ob und in welchem

Umfang ein Ulkus vorliegt und über eine Biopsie ermittelt, ob *Helicobacter pylori* die Ursache ist oder es Veränderungen in den Zellen gibt.

Ulzera können neben Beschwerden wie den oben genannten Schmerzen aber auch zu Blutungen führen (mit dem Resultat des „Teerstuhls" – Melaena – oder Bluterbrechens – Hämatemesis).

Daher ist eine Behandlung von Geschwüren immens wichtig, deren Ziel es ist, eine säurevermittelte „Selbstverdauung" der Magenwand zu verhindern und den eventuell verursachenden Keim, *Helicobacter pylori,* zu beseitigen. Gegen den letzteren kommen Antibiotika-Kombinationen zum Einsatz, gegen die übermäßige Säureproduktion H^+/K^+-ATPase-Blocker.

7.2.2 Was, wenn es doch...?

An was für Differenzialdiagnosen sollten Sie denken, wenn Ihnen die o. g. Symptome präsentiert werden?

- **Sodbrennen**: Auch Sodbrennen (Kap. 1) kann mitunter Schmerzen verursachen, geht aber in der Regel nicht ohne weiteres weg, weil etwas gegessen wird. Zudem gäbe es sehr wahrscheinlich noch zusätzliche Symptome wie saures Aufstoßen, raue Stimme am Morgen etc.
- **Pankreatitis**: Auch eine Entzündung der Bauchspeicheldrüse (Kap. 11) kann zu Schmerzen auf der genannten Höhe führen, die aber in der Regel weiter in den Rücken ausstrahlen und auch nicht im Zusammenhang mit der Nahrungsaufnahme stehen.
- **Reiz-Magen:** Das Reizmagen/Reizdarm-Syndrom (Kap. 10) kann viele Gesichter haben: eines davon sind durchaus auch plötzlich auftretende Schmerzen

im Oberbauchbereich. Letztlich kann man nur versuchen, über den Ausschluss aller anderen Differenzialdiagnosen bzw. der Anbehandlung derselbigen, das Reizmagen-Syndrom auszuschließen.

- **Magenkarzinom:** In den meistens Fällen hält sich ein Tumor des Magens – leider – sehr lange symptomatisch zurück, was dazu führt, dass er oft erst im späten Stadium entdeckt wird (und dann weiterhin durch eher unspezifische Symptome wie z. B. Gewichtsverlust, Widerwillen gegen Fleisch, Druckgefühl im Oberbauch). Aber auch ein Karzinom könnte, prinzipiell, zu Schmerzen (und je nach Ausprägung auch zu Blutungen) führen und sollte daher immer ausgeschlossen werden.

7.3 Mal nachgefragt...

Welche Fragen könnten Sie stellen, um Ihren Verdacht zu erhärten und andere Differenzialdiagnosen sicherer ausschließen zu können?

1. Gibt es weitere Beschwerden wie saures Aufstoßen etc.? → Abgrenzung Reflux
2. Stehen die Schmerzen hauptsächlich im Zusammenhang mit dem Essen/nachts oder treten sie auch zwischendurch auf? Strahlen sie in andere Bereiche? Sind sie begleitet von Übelkeit oder Erbrechen? → Abgrenzung Pankreatitis

7.4   Klartext

Theresa sitzt über ihrem Physiologie- und Biochemiebuch und liest noch einmal die Absätze zu pepsinogenen und Stress-Ulzera durch. Dann greift sie zum Smartphone und ruft ihren Vater an...

Von Arzt zu Patient

Hi Dad, ich habe noch einmal nachgelesen und mein Verdacht hat sich bestätigt: Ich denke, Du hast ein Geschwür, genauer ein Zwölffingerdarmgeschwür. Das passt wie die Faust aufs Auge, wenn es um den Nüchtern- und Nachtschmerz geht und dass es besser wird, wenn Du etwas isst. Grund kann – auch wenn Du es nicht hören magst – Stress und Rauchen sein. Vielleicht hast Du aber auch ein Bakterium im Magen, das die Entstehung eines Geschwürs begünstigt hat. Deswegen musst Du unbedingt einmal zu einem Arzt, der sich damit auskennt – einem Gastroenterologen. Der muss zum einen schauen, ob Deine Tochter nun recht hatte mit der Diagnose, und zum anderen, ob der Keim oder etwas anderes Ursache ist. Dafür wird eine Magen-Darm-Spiegelung gemacht, aber davon wirst Du dank Medikamenten nicht viel mitbekommen. So oder so wird er dann eine Behandlung einleiten.

Von Arzt zu Arzt

Der Patient leidet offensichtlich an einem Ulcus duodeni, sehr wahrscheinlich ein peptisches Ulcus. Nüchternschmerz und Besserung nach Nahrungsaufnahme sprechen dafür. Es sollte zur Verifizierung eine Gastroduodenoskopie durchgeführt und aus Antrum und Korpus bioptisches Material zur weitergehenden Untersuchung auf Helicobacter-Befall und histologischen Veränderungen entnommen werden. Die Behandlung erfolgt dann je nach Ergebnis mit oder ohne Antibiotika über Protonenpumpenhemmer wie Omeprazol oder Pantoprazol.

8

…woher können diese immer wiederkehrenden, unerträglichen Schmerzen im Rücken kommen?

„Hi, wie war Dein Wochenende?" Tom schaut Sie fragend an und kippt den letzten Automatenkaffee mit einem angewiderten Gesichtsausdruck runter. „Boah, der wird auch nicht besser." Sie schmunzeln: Jedes Mal regt sich Tom über das „miese Gebräu" auf und jedes Mal holt er sich vor der Physikvorlesung wieder einen Becher voll davon. „Ganz okay", beantworten Sie seine Frage. „Und Deins?" „Aufregend", sagt Tom und macht eine Pause. „Weiiiiiiil?" Sie tun ihm den Gefallen und fragen nach. „Weil ich meine Tante in die Notaufnahme begleiten musste." „Oh", damit haben Sie nicht gerechnet – mit Partygeschichten, Streit mit der Schwester oder sonst etwas, aber nicht mit einem Satz, in dem das Wort „Notaufnahme" vorkommt. „Verdammt, das tut mir leid. Was ist passiert?" Tom atmet tief ein und beginnt zu erzählen: „Am Samstag hat meine Mutter ihren Geburtstag nachgefeiert. Es waren echt viele Verwandte und Freunde da. Mein Vater hatte gerade den Grill angeschmissen, als Anne, meine Tante, die den ganzen Tag schon ungewöhnlich still war, plötzlich mehr oder weniger stöhnend zusammengebrochen ist. Wir haben uns alle furchtbar erschreckt und Anne ins Haus gebracht. Da haben wir sie dann auf das Sofa gelegt. Sie konnte vor

© Springer-Verlag GmbH Deutschland, ein Teil von Springer Nature 2020
M. Kahl-Scholz, *Du studierst doch Medizin, sag mal …*,
https://doi.org/10.1007/978-3-662-60320-8_8

Schmerzen erst gar nicht reden. Meine Mutter wollte sofort den Notarzt rufen, aber da hat Anne abgewinkt, das wollte sie nicht. Irgendwann hat sie dann erzählen können, dass sie furchtbare Schmerzen im Rücken hat, die nach unten und in den Bauch ziehen. Nicht die ganze Zeit, aber eben immer wieder. Zwischendurch hat sie gescherzt, wenn sie es nicht besser wüsste, würde sie denken, sie kriegt gerade ein Kind, so fühle es sich an. Bei der nächsten Schmerzattacke wurde ihr dann auch noch schlecht und sie musste sich übergeben. Das hat meiner Ma dann gereicht und Anne war das auch nicht mehr geheuer, also haben mein Vater und ich Anne ins Krankenhaus gefahren. Der hat direkt einen Verdacht gehabt, der sich ein paar Untersuchungen später auch bestätigt hat. Mittlerweile geht es Anne echt wieder besser, allein durch die Medikamente." Tom beendet seine Erzählung und deutet auf die Hörsaaltür: „Sollen wir?", fragt er und macht einen Schritt auf den Eingang zu. Sie bleiben wie angewurzelt stehen und schauen Tom verständnislos an: „Äh, und was hatte Deine Tante jetzt?" Tom grinst und geht einen weiteren Schritt Richtung Tür: „Das, mein werter angehender Kollege, kannst Du Dir ja mal überlegen, während wir der irrwitzigen Welt der Physik lauschen!" „Du doof", etwas Besseres fällt Ihnen gerade nicht ein, aber tatsächlich arbeitet es in Ihrem Kopf und erste Symptome beginnen sich, zu einem Verdacht zu formieren....

8.1   Die Fakten

Was für Fakten können Sie sammeln, die für eine erste Verdachtsdiagnose wichtig wären?

Zusammengefasst hatte Toms Tante folgende relevante Symptome:

- **Plötzlich einsetzende Schmerzen** im **Rückenbereich**,
- die nach **unten** und in den **Bauch ausstrahlen**,
- und nicht die ganze Zeit spürbar sind, sondern wiederkehren, also scheinbar **kolikartig** sind.
- Begleitet werden die Schmerzen von **Übelkeit** und **Erbrechen**.

8.2 Der Verdacht

Der Rücken-, also retroperitoneale Bereich ist betroffen, da denkt man am ehesten an die Organe, die retroperitoneal liegen (wie Niere, Nebenniere und Harnleiter) oder zumindest sekundär dorthin ausgewandert sind (wie z. B. Pankreas, Duodenum, aufsteigender und absteigender Teil des Kolons etc.). Die hier beschriebenen Symptome sprechen aber am ehesten für eine Kolik im Nieren-/Harnleiterbereich, vermutlich bedingt durch eine Verlegung der ableitenden Harnwege durch Steine.

8.2.1 Woher kommt denn sowas?

Steine im urogenitalen Bereich, also Harnsteine, entstehen, weil

- im Urin mehr Substanzen vorkommen als normal, aus denen sich Steine zusammenbauen könnten (sog. **lithogene Substanzen**), wie
  - Kalzium bei einer Hyperkalziurie im Rahmen einer Vitamin-D-Überdosierung oder Erkrankung der Nebenschilddrüsen,
  - Oxalat durch eine entsprechende Ernährung/Veranlagung,
  - Phosphat im Rahmen einer Hyperphosphaturie,
  - Zystin (wenn es nicht ausreichend im proximalen Tubulus in den Körper zurückgeholt wird, sondern im Harn verbleibt).
- die ableitenden Harnwege an irgendeiner Stelle nicht so durchlässig sind, wie sie es für den Urin sein sollten. Dort kann es zu **Abflussstörungen** kommen, an denen sich der Urin und die Bestandteile des Urins stauen.
- es immer wieder zu **Entzündungen** kommt.

Ins Eingemachte

Bakterien bauen Steine? Zumindest so ähnlich…denn warum sollten sonst wiederkehrende Entzündungen (s. o.) begünstigen, dass Steine entstehen? Der Mechanismus ist folgender: Die meisten (gramnegativen) Bakterien, die das urogenitale System befallen und für Stunk sorgen, spalten den im Urin enthaltenen Harnstoff in Ammoniak und Kohlenstoffdioxid. Ammoniak wirkt in wässrigen Lösungen als Base, er verändert also den pH des Urins in Richtung „basisch". Das wiederum hat die Folge, dass sich das Löslichkeitsprodukt der Ionen ändert, bestimmte Substanzen können ausfällen, kumulieren und sich zu Steinen formieren.

Je nach Sitz der Steine, können die Symptome zum o. g. geschilderten Verlauf variieren. Der Schmerz kann auch in die Leiste oder Schamgegend ausstrahlen, zu Übelkeit und Erbrechen können sich Probleme beim Stuhlgang oder Wasserlassen gesellen und es kann dazu kommen, dass sich – sichtbar (Makro-) wie unsichtbar (Mikro-) – Blut im Urin findet (Hämaturie).

Kommt Fieber hinzu oder lassen sich die Schmerzen nicht durch Medikamente in den Griff kriegen, spricht das für einen komplizierten Verlauf. Gleiches gilt, wenn sehr junge Menschen betroffen sind oder Steine immer wieder auftreten und für Symptome sorgen.

Diagnostisch wird der Urin untersucht (Erythrozyten, Proteine, Nitrit etc.), eventuell auch das Blut. Sonographisch (wie hier in der Harnblase, Abb. 8.1) können Steine erst dann wirklich entdeckt werden, wenn sie größer sind. Was sich aber dennoch, auch bei kleinen Steinen, mit dem Ultraschall feststellen lassen kann, ist, ob die Harnwege oder die Nierenkelche gestaut sind. Das spräche dafür, dass irgendwo auf dem Weg zur Blase ein Hindernis – z. B. ein Stein – den Weg versperrt.

Die Therapie besteht zunächst darin, dem Patienten die meist für ihn schier unerträglichen Schmerzen zu nehmen.

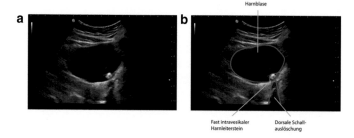

Harnblase

a   b

Fast intravesikaler   Dorsale Schall-
Harnleiterstein   auslöschung

Abb. 8.1 Steine in der Harnblase mit klassischem Schallschatten. (Aus Hegele 2012)

Als Analgetika kommen nicht-steroidale Antirheumatika und Opioide zum Einsatz. Sind die Nieren gestaut, muss der Urin mit einer Schiene abgeleitet werden. Je nach Steingröße kann man versuchen, mit einem schlicht konservativen Vorgehen (viel Trinken, Wärme und Bewegung) den Verursacher ans Licht zu befördern (was beim überwiegenden Teil der Harnsteine möglich ist). Bei größeren Steinen geht das leider nicht, hier wird über eine sog. extrakorporale Stoßwellenlithographie (ESWL) (also Stoßwellen, die bis zu den Nierensteinen vordringen und durch Erschütterung bewirken, dass diese „zertrümmert" werden) oder Ureterorenoskopie versucht, die Steine zu beseitigen.

8.2.2 Was, wenn es doch...?

An was für Differenzialdiagnosen sollten Sie denken, wenn Ihnen die o. g. Symptome präsentiert werden? Wie weiter oben schon beschrieben: Schmerzen im Rückenbereich können alles betreffen, was primär oder sekundär retroperitoneal liegt, daher kommen (u. a.) in Betracht:

- **Nierentumor:** Ein Tumor kann – meistens aber eher über eine längere Zeit – zur Entwicklung von Schmerzen führen oder durch sein Wachstum die ableitenden Harnwege verlegen.
- **Nierendurchblutungsstörung:** Ein Niereninfarkt könnte ebenfalls zu akuten Schmerzen führen, nicht unbedingt typisch wäre aber der kolikartige Charakter.
- **Pankreatitis:** Auch eine Entzündung der Bauchspeicheldrüse (Kap. 11) kann zu Schmerzen auf der genannten Höhe führen, die aber in der Regel weiter in den Rücken ausstrahlen.
- **Cholelithiasis:** Auch Gallensteine (Kap. 3) können für kolikartige Schmerzen sorgen, die sich dann aber in der Regel eher rechts finden und in den rechten Körperbereich ausstrahlen.
- **Darmerkrankungen:** Divertikulitis oder Ileus – beides könnte recht akut zu Schmerzen führen und diese könnten auch ausstrahlen – wären aber nicht unbedingt kolikartig. Hier würde u. a. eine Auskultation des Bauchraums weiterhelfen (klingende Darmgeräusche)?

8.3   Mal nachgefragt…

Welche Fragen könnten Sie stellen, um Ihren Verdacht zu erhärten und andere Differenzialdiagnosen sicherer ausschließen zu können?

1. Wohin strahlen die Schmerzen genau aus? Sind sie durchgehend vorhanden? → Abgrenzung kolikartige Schmerzen vs. dauerhaft anhaltend wie bei anderen, o. g. Differenzialdiagnosen
2. Gibt es Druck- oder Schmerzgefühle bei Palpationen im Bauchraum, ist z. B. das Murphy-Zeichen positiv (Abschn. 3.2)? → Abgrenzung Cholelithiasis, Ileus etc.

8.4   Klartext

Tom muss lachen. „Ja, ich doof. Und Du, wie sieht es bei Dir in Sachen brain aus, hast Du eine Idee?" Sie setzen sich neben ihn und sagen: „Ich würde auf irgendetwas mit den Nieren tippen, alleine wegen der Schmerzlokalisation." Tom nickt und grinst: „Kluger Mann. Genau der richtige Bereich..."

Von Arzt zu Patient

Bei Anne hatte sich ein Stein in den Harnleiter gesetzt und für die Beschwerden gesorgt. Die Nieren waren im Ultraschall auch leicht erweitert, es gab also einen Harnrückstau. Im Krankenhaus hat sie dann zunächst Mittel gegen die unerträglichen Schmerzen gekriegt und alleine das hat ihr schon immens geholfen. Sie muss jetzt viel trinken und sich bewegen, vermutlich verschwindet der Stein dann auch von alleine. Wenn aber die Beschwerden wieder auftreten oder andere Beschwerden hinzukommen, muss sie noch einmal ins Krankenhaus und es wird versucht, den Stein über andere Verfahren zu beseitigen.

Von Arzt zu Arzt

Die kolikartige Schmerzen der Patientin sind auf eine Verlegung des Ureters aufgrund einer Urolithiasis zurückzuführen. In der Sonographie zeigte sich eine leichte Stauung der Nieren, im Urin konnte eine Mikrohämaturie festgestellt werden. Anzeichen einer bakteriellen Infektion gab es nicht. Die Patientin wurde mit Pethidin anbehandelt, es soll zunächst bei ansonsten unkompliziertem Verlauf eine konservative Steinentfernung versucht werden. Sollten Komplikationen oder weitere Symptome hinzutreten, muss über eine ESWL oder Ureterorenoskopie nachgedacht werden.

9

...warum habe ich immer Magenprobleme, wenn ich bei meiner Oma zum Kuchenessen eingeladen bin?

„Jedes verdammte Mal, ich verstehe das nicht!" Es ist Sonntagabend. Tim steht in der Küche und macht sich im Wasserkocher Wasser für die Wärmflasche warm. Er sieht etwas blass aus, als würde es ihm nicht gut gehen. „Das hattest Du doch auch schon vor zwei Wochen, oder?" Tine hält ihm einen Becher mit Teebeutel hin und schaut fragend. „Ja, genau. Und wüsste ich es nicht besser, würde ich denken, es hätte etwas mit den Besuchen bei meiner Oma zu tun." Tim schüttet Tine etwas Wasser in ihren Becher, dann füllt er seine Wärmflasche und verschwindet in Richtung seines Zimmers. Tine tapert ihm hinterher. „Was genau machst Du denn immer bei Deiner Oma?" Tim antwortet nicht. Stattdessen lässt er sich stöhnend auf sein Sofa fallen und legt die Wärmflasche auf seinen Bauch. Tine steht im Türrahmen und schlürft vorsichtig aus ihrer Tasse Tee. „Was macht man schon bei seiner Oma?", fragt Tim etwas genervt, „Kaffeetrinken, Kuchen essen und die üblichen Fragen beantworten: Wie läuft es im Studium? Was willst Du damit später mal machen? Wer braucht schon Germanistik? Bla, bla, bla...." Er verzieht

© Springer-Verlag GmbH Deutschland, ein Teil von Springer Nature 2020
M. Kahl-Scholz, *Du studierst doch Medizin, sag mal ...*,
https://doi.org/10.1007/978-3-662-60320-8_9

das Gesicht und drückt seine Wärmflasche noch fester auf den Bauch, Tine grinst: „Vielleicht hast Du deswegen Bauchschmerzen." Tim rollt mit den Augen und antwortet abfällig: „Ich seh' schon, Du wirst später mal eine hervorragende Frau Doktor. Ich verstehe es einfach nicht, im Ernst." „Gut, dann ebenfalls im Ernst: Was für Kuchen gibt es immer?" Tim denkt kurz nach: „Immer wieder anderen, Oma hat das Backen für sich entdeckt. War vorher nicht so ihrs, aber sie backt mit Zuckerersatzstoffen, wegen ihrem Diabetes." Tine hebt triumphierend ihre Tasse in die Luft: „Aha!", ruft sie. „Aha, was?" Tim schaut sie fragend an. „Aha, eben! Ich kann mir gut vorstellen, dass sie vielleicht so etwas wie Fructose oder Sorbit verwendet. Das ist für Diabetiker besser geeignet als der normale Haushaltszucker. Und das kann schonmal zu Unverträglichkeiten führen." Tim schaut verwirrt. „Was heißt das dann genau, dass ich eine Allergie habe gegen sowas?" Tine schüttelt energisch den Kopf: „Keine Allergie, aber Deinem Darm ist das einfach zu viel." Tims Verwirrung steht ihm immer noch ins Gesicht geschrieben. „Versteh ich nicht, kann mir das Frau Doktor mal genauer erklären?"

9.1   Die Fakten

Was für Fakten können Sie sammeln, die für eine erste Verdachtsdiagnose wichtig wären?

Zusammengefasst zeigen sich folgende relevante Symptome:

- **Unwohlsein** und **Bauchschmerzen,**
- scheinbar im Zusammenhang mit dem **Genuss bestimmter Nahrungsmittel,**
- bei denen sehr wahrscheinlich **Zuckeraustauschstoffe** verwendet wurden.

9.2   Der Verdacht

Die hier geschilderten Symptome lassen am ehesten auf eine Nahrungsmittelunverträglichkeit, in dem Fall eine Fructose- oder Sorbitmalabsorption schließen.

9.2.1   Woher kommt denn sowas?

Nahrungsmittelunverträglichkeiten kann es viele geben: bekannt sind vor allem die Fruktose-, Laktose- und glutensensitive Malabsorption (auch bekannt als Zöliakie).

Ins Eingemachte

Intolerant oder allergisch? Rein physiologisch besteht ein großer Unterschied, ob man „nur" intolerant auf ein Nahrungsmittel reagiert oder ob es direkt eine Allergie ist, die für Beschwerden sorgt. Im Fall einer Intoleranz spielt das Immunsystem keine Hintergrundrolle, bei einer Allergie hingegen schon. Beiden Reaktionswegen gemeinsam ist, dass die Freisetzung von Histamin aus Mastzellen der Grund für Symptome ist. Zu den bekannten Nahrungsmittelallergien zählen jene gegen Milch, Fisch, Schalentiere, Nüsse, Mehl und Hühnerei. Nicht selten besteht eine sog. Kreuzreaktivität, wer also beispielsweise gegen Frischobst, vor allem Zitrusfrüchte, allergisch reagiert, hat nicht selten auch eine Allergie gegen Pollen. Warum? Weil die Bindungsstellen an den Allergenen (die sog. Epitope) sich recht ähnlich sehen und der Körper sich bei einer Birkenpolle denkt: „Mensch! Das ist doch'ne Haselnuss, auf die können wir gar nicht.", was dann zur Aktivierung der gesamten Immunbarriere im Sinne einer Typ-I-Sofortreaktion führen kann. Die Reaktionen, die das nach sich zieht, betreffen nicht zwangsläufig nur den Magen-Darm-Trakt, sondern auch Haut, Atemwege und Kreislaufsystem. Unverträglichkeiten hingegen sind die bereits o. g. Malabsorptionen, die aber manchmal auch wie eine Allergie daherkommen können, weil prinzipiell der Mechanismus der Histaminausschüttung wie oben beschrieben der gleiche ist.

Ins Eingemachte

Nur so tun als ob.... Manche Bestandteile der Nahrungsmittel können ebenfalls dazu führen, dass unser Immunsystem auf Krawall gebürstet wird. Dazu zählen u. a. Histamin, Serotonin, Sulfite und Natriumglutamat (wer asiatisches Essen nicht gut verträgt, weiß, wovon die Rede geht). In diesem Zusammenhang spricht man auch von einer „pseudoallergischen Reaktion" (PAR), die alle Anzeichen einer Allergie markiert, aber per definitionem eben keine ist, weil kein Ig-E als Immunposten zwischengeschaltet ist. Die Mastzellen strecken direkt die Waffen (besser gesagt: lassen sie los) und geben ganz ohne Kommando vom Big Boss ihr Innerstes, das Histamin, frei.

Die Symptome bei einer Unverträglichkeit sind zwar unangenehm, in der Regel aber milder als bei einer Allergie (es sei denn, eine wie oben beschriebene PAR liegt vor) und häufig auch eher auf den Magen-Darm-Bereich fokussiert. Sie reichen von Blähungen über Bauchschmerzen bis hin zu Durchfällen.

Die Diagnostik fängt schlicht bei einem Ernährungstagebuch an – gibt es Nahrungsmittel, nach denen die Beschwerden aufgetreten sind? Verschwinden die Beschwerden, wenn bestimmte Nahrungsmittel weggelassen werden?

Um Allergie und Unverträglichkeit voneinander abzugrenzen, kann ein Blutbild angefordert werden – ist IgE erhöht, spricht das für eine allergische Reaktion. Auch ein Prick-Test kann hier ausschlussdiagnostisch angewendet werden. Bei Verdacht auf eine Fruktose- oder Laktoseunverträglichkeit kann ein H_2-Atemtest Aufschluss geben. Eine Magen-Darm-Spiegelung ist dann sinnreich, wenn z. B. der Verdacht auf Glutenunverträglichkeit vorliegt, da eine Biopsie des Duodenums die klassische Atrophie der Krypten zeigen würde.

Die Therapie besteht vor allem darin, die Nahrungsmittel zu meiden, die nachweislich für die Beschwerden verantwortlich sind. Nicht selten muss umfangreich im

Rahmen einer Ernährungsberatung und -therapie aufgeklärt werden, welche Nahrungsmittel nicht mehr infrage
kommen oder nur in geringen Mengen konsumiert
werden sollten. Sorbit ist zum Beispiel bei einer Fruktoseintoleranz zu meiden, weil es den GLUT-5-Transporter
hemmt, dessen Job die Aufnahme von Fruktose ist.

9.2.2   Was, wenn es doch…?

An was für Differenzialdiagnosen sollten Sie denken, wenn
Ihnen die o. g. Symptome präsentiert werden?

- **Allergie vs. Unverträglichkeit:** Zunächst ist die Unterscheidung zwischen Allergie und Unverträglichkeit
  wichtig und je beim Verdacht auf das eine als andere
  Differenzialdiagnose mit einzubeziehen. Daher ist eine
  ausführliche Diagnostik wichtig.
- **Reizmagen/-darm:** Auch ein gereizter Darm im
  Rahmen des Reizdarmsyndroms (Kap. 10) kann zu den
  Symptomen führen, die hier beschrieben wurden. Dass
  jedes Mal beim Verzehr von bestimmten Lebensmitteln
  der Darmtrakt reagiert (also nur dann), wäre allerdings
  für diese Differenzialdiagnose untypisch.

9.3   Mal nachgefragt…

Welche Fragen könnten Sie stellen, um Ihren Verdacht
zu erhärten und andere Differenzialdiagnosen sicherer
ausschließen zu können?

1. Gibt es andere Situationen, in denen die Beschwerden
   auftreten, die nichts mit der Nahrungsaufnahme zu tun
   haben? → Abgrenzung Reizdarmsyndrom

2. Gibt es Beschwerden, die nicht nur den Magen-Darm-Bereich betreffen, sondern vielleicht zeitgleich an der Haut/den Atemwegen auftreten? → Abgrenzung Allergie/PAR

9.4   Klartext

Tine rümpft die Nase: „Nenn mich nicht so, sonst sag ich gar nichts mehr." Sie nimmt erst einen Schluck Tee, bevor sie anfängt zu erklären:

Von Arzt zu Patient

Nein, das heißt nicht, dass Du allergisch bist dagegen, es heißt nur, dass Du eine Unverträglichkeit hast. Das muss nicht bedeuten, dass Du jetzt immer so reagierst, sobald im Essen zum Beispiel Fruktose vorkommt, denn die ist ab einer bestimmten Menge für jeden Darm einfach too much. Du kannst Dich bei einem Arzt, der darauf spezialisiert ist, einem Gastroenterologen darauf checken lassen. Dann kannst Du sicher sein, was dahintersteckt. Wenn Du mich fragst, hat es Deine Omi aber einfach zu gut mit dem für Dich ungewohnten süßen Zeugs gemeint und das ist der Grund, warum Dein Bauch rebelliert.

Von Arzt zu Arzt

Der Patient scheint an einer Fruktosemalabsorption zu leiden, entweder im Rahmen einer übermäßigen Aufnahme von Fruktose oder einer relevanten Fruktoseintoleranz. Um das herauszufinden, macht ein Ernährungstagebuch sowie ein H_2-Atemtest als weiterführende Diagnostik Sinn.

10

…warum spielt bei mir alles verrückt, wenn ich weniger schlafe oder aufgeregt bin?

„Ich kann das nicht, ich kann das nicht, ich kann das nicht!" Jade guckt Sie verzweifelt an und nestelt an ihrer Kitteltasche herum. „Doch, kannst Du!" Sie versuchen ruhig und sanft zu reden und schauen Jade direkt in die Augen. „Es ist Dein erstes Testat, das weiß der Prof doch auch, und der ist nett, glaub' mir." Anstelle zu antwortet rennt Jade Richtung Keller, in dem die Toiletten sind. 10 min später schaut ein Mann mit grauen Haaren aus der Tür zum Präp-Saal, blickt in die Runde und fragt: „Frau Selzig?" „Frau Selzig ist gerade kurz auf Toilette gegangen, sie kommt sofort.", antworten Sie rasch. „Das wäre gut", antwortet der ältere Herr, „wir können nicht ewig warten und es sind noch einige andere mit einem Testat heute dran." Sie nicken: „Ich weiß, Herr Professor Schniester. Ich schau mal nach ihr." In der Damentoilette ist es still, nur eine Kabine ist verschlossen, dahinter muss Jade sein. Sie klopfen vorsichtig an die Tür: „Jade? Herr Professor Schiester wartet auf Dich, es wird Zeit!" Eine sehr dünne Stimme antwortet: „Ich kann das nicht. Mein Bauch spielt verrückt. Überall tut es weh, ich habe ständig das Gefühl, dass ich auf Toilette muss, ich kann mich vor lauter Krämpfen gar nicht konzentrieren, das Testat geht

© Springer-Verlag GmbH Deutschland, ein Teil von Springer Nature 2020
M. Kahl-Scholz, *Du studierst doch Medizin, sag mal ...*,
https://doi.org/10.1007/978-3-662-60320-8_10

im wahrsten Sinne des Wortes in die Hose!" Sie müssen etwas grinsen, was Jade zum Glück nicht sieht. Dann antworten Sie mit ruhiger Stimme: „Du kommst jetzt bitte raus. Du wirst das schaffen, wir haben Wochen gelernt, ich weiß, dass Du das kannst, Du kannst die obere Extremität auswendig, Jade. Wie schade wäre das, wenn jetzt alles umsonst gewesen wäre und Du mit all Deinem Wissen einfach so wieder nach Hause gehen würdest. Ich habe für so einen Fall immer Bachblüten in der Tasche, Notfalltropfen. Sie machen ruhiger, wirst schon sehen. Und wenn Du möchtest fragen wir Herrn Professor Schniester, ob ich mit zum Testat reindarf, ich wäre eh die nächste." Sie hören es klicken und sehen eine immer noch ängstliche Jade hinter der Tür hervorschauen. „Das würdest Du machen?", fragt sie dankbar. „Klar, kein Problem, im Gegensatz zu Dir ist mein Bauch nicht so schnell zu erschüttern", antworten Sie grinsend und reichen Jade das Bachblüten-Fläschen. „Hier, auf ex." Jetzt muss auch Jade kurz lächeln. „Ja, der verdammte Bauch, das ist mir geradezu peinlich. Ist nicht das erste Mal, dass ich ihn einfach nicht kontrollieren kann. Seit letztem Jahr ist alles, was das angeht, aus dem Tritt geraten." Sie schütteln den Kopf: „Muss Dir nicht peinlich sein, das haben viele, mein Vater hatte damit zum Beispiel auch Probleme. Aber wenn man weiß, dass man einen Reizdarm hat, kann man auch etwas dagegen tun oder für ihn, wie man das sehen will." Jade schaut Sie verständnislos an: „Einen Reiz-was?" „Egal!", Sie haken sich bei ihr unter und ziehen sie sanft Richtung Treppe, „Das erkläre ich Dir ein andermal, jetzt wartet auf uns die Rotatorenmanschette und der Plexus brachialis. Bereit?"

10.1 Die Fakten

Was für Fakten können Sie sammeln, die für eine erste Verdachtsdiagnose wichtig wären?

Zusammengefasst können bei Jade folgende relevante Symptome festgestellt werden:

- **Plötzlich** einsetzende **Schmerzen** und **Durchfall**,

- die im Rahmen einer **angespannten Stresssituation** geradezu **unbeherrschbar** auftreten.
- Offensichtlich generell in letzter Zeit **Unregelmäßigkeiten bei der Verdauung.**

10.2 Der Verdacht

Die hier beschriebenen Symptome könnten zunächst alles und nichts sein, aber gerade die Kombination mit der Stresssituation, die alles schlimmer macht, sollte u. a. an ein Reizdarmsyndrom denken lassen.

10.2.1 Woher kommt denn sowas?

Einen Reizmagen oder -darm haben – was genau bedeutet das? Um einen Reizdarm diagnostisch dingfest zu machen, müssen **drei** wesentliche Kriterien erfüllt sein:

1. Die Beschwerden (Bauchschmerzen, Blähungen, Änderungen der Stuhlgewohnheiten) bestehen **länger als drei Monate** und beziehen sich auf den Darm.
2. Es kommt zu einer für den Patienten spürbaren **Einschränkung der Lebensqualität.**
3. **Andere Krankheitsbilder,** bei denen ähnliche Symptome auftreten, konnten **ausgeschlossen** werden.

Die Gründe sind noch nicht abschließend geklärt. Es gibt den Ansatz, dass eine Glutensensitivität Ursache sein könnte, häufig entstehen Reizdarmsymptome aber auch nach einer Gastroenteritis, sozusagen als Überreaktivität des Darms, die nach der eigentlichen Entzündung bleibt. Weitere ätiologische Ideen gehen von einer Fehlbesiedlung der Darmflora aus oder der Beteiligung von Stoffwechselkrankheiten, wie Diabetes mellitus.

Fakt ist, dass vor allem nach verstärktem Stress oder belastenden Situationen die Symptome zunehmen. Daher wird einerseits von einer körperlichen, aber auch von einer psychischen Komponente bei der Entstehung bzw. Ausprägung des Reizdarmsyndroms ausgegangen.

Ins Eingemachte

Bauchhirn? Ja, Bauchhirn! Immer mehr rückt in der letzten Zeit in den Fokus, dass unsere Gefühle nicht ganz unwesentlichen von den kleinen Bewohnern in unserem Darm mitbestimmt werden. Die Mikroflora, der Bakterienteppich, der unseren Verdauungsapparat auskleidet, hat ganz offensichtlich viel mehr Einfluss, als man bisher angenommen hat. Die Forschungen dazu stecken immer noch in den Kinderschuhen, aber was die bisherigen Studien ergeben haben, ist schon faszinierend und lässt ahnen, dass es auf diesem Gebiet noch so viel mehr zu entdecken gibt. Nur ein Beispiel: Mäuse einer normalerweise eher furchtsamen Rasse wurden mit Antibiotika behandelt, ihre Darmbakterien also durcheinandergewirbelt (brachialer ausgedrückt:weitestgehend vernichtet), mit dem Ergebnis, dass die Mäuse plötzlich wagemutiger reagierten. In einem anderen Experiment wurden Darmbakterien von einer eher zurückhaltenden Mäuserasse auf eine mehr mutige übertragen und anders herum. Mit dem verblüffenden Resultat, dass beide Rassen plötzlich die jeweiligen Eigenschaften der anderen Rasse zeigten.

Diagnostisch ist es wichtig, zunächst alle anderen Erkrankungen auszuschließen, die bei den Symptomen infrage kämen, was in der Regel eine komplette Magen-Darm-Diagnostik und Blutuntersuchung bedeutet.

Die Therapie orientiert sich vor allem an den Symptomen und beschränkt sich im Wesentlichen auf bestimmte Ernährungsumstellungen, psychotherapeutische Maßnahmen und ggf. medikamentöse Unterstützung bei Schmerzen, Krämpfen und Verstopfung.

10.2.2 Was, wenn es doch...?

An was für Differenzialdiagnosen sollten Sie denken, wenn Ihnen die o. g. Symptome präsentiert werden? Die genannten Symptome können auf viele Erkrankungen im Bauchraum hindeuten. Letztlich muss wirklich alles ausgeschlossen werden. Von der Divertikulitis über Koliken und Hernien bis hin zur Endometriose oder Erkrankungen der Milz, des Herzens oder der Pankreas.

10.3 Mal nachgefragt...

Welche Fragen könnten Sie stellen, um Ihren Verdacht zu erhärten und andere Differenzialdiagnosen sicherer ausschließen zu können?

In diesem Fall gäbe es etliche Fragen, die zunächst gestellt werden müssten, um die Diagnose eines Reizdarm-Syndroms stellen zu können oder anders gesagt:

> Die Diagnose „Reizdarm" ist eine Ausschlussdiagnose.

10.4 Klartext

> Jade schaut Sie erleichtert an. „Siehst Du? Geschafft!" Sie strahlt über das ganze Gesicht. „Ich bin so, so erleichtert! Aber sag mal, was meintest Du vorhing genau, das mit dem gereizten Darm oder so ähnlich?"

Von Arzt zu Patient

Ich meinte damit, dass ich mir vorstellen könnte, dass Dein Problem den Namen „Reizdarm-Syndrom" trägt. Mein Dad hat bis heute damit zu kämpfen, wenn er in besonders stressige Situationen kommt. Ich kann Dir natürlich nicht garantieren, dass es das ist, es war bloß mein erster Gedanke. Du solltest Dich unbedingt und auf jeden Fall einmal durchchecken lassen. Wenn aber am Ende des Tages nichts feststellbar ist – und das wäre ja zu hoffen –, dann liegt ein Reizdarm-Syndrom nahe.

Von Arzt zu Arzt

Es besteht der Verdacht auf ein Colon irritable, verstärkt durch eine psychisch angespannte Situation. Es sollten alle anderen Möglichkeiten der Differenzialdiagnosen zunächst ausgeschlossen werden. Bei Bestätigung des Verdachts ist es sinnreich, die Patientin über die möglichen konservativen Therapieansätze, von Ernährungsumstellung (sowie der Verwendung von Flohsamen und beruhigenden Tees) über Entspannungstechniken bis hin zur medikamentösen Behandlung durch z. B. Butylscopolamin bei schmerzhaften abdominellen Spasmen, aufzuklären.

11

... woher kommen diese untertäglichen Schmerzen im Bauch, die sich wie ein Gürtel nach hinten ziehen?

„Herr Leitner, was ist mit Ihnen?" Jona sieht den Herrn von nebenan erschrocken an, der sich in seinem Sessel scheinbar vor Schmerzen zusammenkrümmt. Schon an der Tür sah er eigenartig blass aus und wirkte irgendwie abwesend. Als Jona ihm den Kuchen von seiner Mutter in die Hände drückte, konnte Herr Leitner den Teller kaum halten und hatte nicht einmal „Danke" gesagt. Er schlurfte einfach wortlos in seine Küche und verschwand daraufhin im Wohnzimmer, wo ihn Jona im Sessel sitzend fand. Sein ganzes Verhalten ist sehr untypisch, sonst freut er sich immer, wenn Jona vorbeischaut und erzählt ihm von seinem letzten Kegelabend oder fragt, wie es „dem Jung" im Studium geht. Herr Leitner ist ein sehr netter Mann, den Jona schon früher gut leiden konnte. Er hat ihm das Schnitzen beigebracht und das ein ums andere Mal nichts an die Eltern verraten, wenn Jona mit seiner Gang Streiche mit Wasserbomben oder Knallteufeln gespielt hat. Als Herr Leitners Frau vor fünf Jahren gestorben ist, hat er sich etwas verändert, ist zurückgezogener und weniger fröhlich geworden. Manchmal riecht er nachmittags schon verdächtig nach Alkohol, aber alles in allem ist er einfach ein liebenswerter alter Herr. Deswegen macht sich

© Springer-Verlag GmbH Deutschland, ein Teil von Springer
Nature 2020
M. Kahl-Scholz, *Du studierst doch Medizin, sag mal ...*,
https://doi.org/10.1007/978-3-662-60320-8_11

Jona jetzt auch ernsthaft Sorgen, Herrn Leitner in diesem Zustand vor sich zu sehen. „Was genau fehlt Ihnen? Können Sie mir beschreiben, was los ist?" Jona legt die Hand auf Herrn Leitners Schulter, der jetzt erst zu merken scheint, dass er gar nicht alleine im Raum ist. „Ach, Jung, Du bist ja noch da." Er stöhnt die Worte mehr als dass er sie sagt. „Ich weiß auch nicht.", er schüttelt schwach den Kopf, „ich hab`hier...", Herr Leitner deutet auf eine Stelle oberhalb des Bauchnabels, „furchtbare Schmerzen und die ziehen hier so rum...." Er schwingt den Arm Richtung Rücken. „Du bist doch gelehrt, Jona, was kann das sein?" Jona läuft rot an und stottert: „Herr Leitner, ich bin doch noch grün hinter den Ohren, ich...da weiß ich auch nicht...." „Na, lass mal gut sein, Jung", unterbricht ihn Herr Leitner, „weiß ich doch." Er versucht zu lächeln, aber die Mundwinkel weichen angesichts der scheinbar schlimmen Schmerzen wieder in die andere Richtung ab. „Jetzt wird mir auch noch schlecht.", stammelt Herr Leitner und versucht aufzustehen, lässt sich aber sofort wieder in den Sessel fallen. „Jung, holst Du mir bitte einen Eimer, in der Küche...unter der Spüle..." Jona hechtet in die Küche und kommt mit einem Eimer wieder. Er nimmt sein Smartphone und ruft seine Mutter an. Nachdem er ihr geschildert hat, wie es Herrn Leitner geht, sind sich beide einig. Er legt auf und wendet sich dem alten Mann zu: „Herr Leitner, meine Mutter ruft jetzt den Notarzt, ich kann Sie in dem Zustand nicht alleine lassen. Gibt es jemanden, den ich verständigen soll, damit er ins Krankenhaus kommt? Wenn Sie möchten, kann ich Sie auch erst einmal begleiten."

11.1 Die Fakten

Was für Fakten können Sie sammeln, die für eine erste Verdachtsdiagnose wichtig wären?

Zusammengefasst zeigen sich bei Herrn Leitner folgende Symptome:

- Scheinbar **plötzlich** einsetzende **Schmerzen** im **Oberbauch**,
- die **gürtelförmig** in den **Rücken** ausstrahlen

- und von **Übelkeit** begleitet sind.
- Aus der Vorgeschichte besteht der Verdacht eines scheinbar schon länger bestehenden **Alkoholabusus.**

11.2 Der Verdacht

Die Kombination der o. g. Beschwerden in Kombination mit dem Wissen um einen Alkoholabusus lassen am ehesten auf eine akute Bauchspeicheldrüsenentzündung (Pankreatitis) denken.

11.2.1 Woher kommt denn sowas?

Eine Entzündung der Bauchspeicheldrüse kann durch viele verschiedene Verursacher entstehen. Allen voran sind es Gallenwegserkrankungen, vor allem die Bildungen von Choledochussteinen, die in der Folge zu einer Verengung und dadurch bedingt Entzündungsreaktion führen können. An Platz zwei der möglichen Ursachen steht tatsächlich der chronische Konsum von Alkohol, gefolgt von anderen Ätiologien (Medikamenten-assoziiert, hereditär, durch Bauchtraumata verursacht, autoimmun etc.).

Ins Eingemachte
Don't touch this Eine Bauchspeicheldrüsenentzündung ist deswegen so schwerwiegend und gefährlich, weil die Enzyme, die sich im Pankreas befinden, verdauende Eigenschaften haben – das ist ja grundsätzlich auch genau ihr Job. Kommt es durch einen Auslöser zu entzündlichen Reaktionen bzw. dem Anschwellen von Pankreasgewebe (Ödem), gehen Zellen unter und geben ihr Innerstes, ihre Enzyme frei. Dazu zählen zum Beispiel:

- Trypsin: Das aus drei Komponenten bestehende Trypsin dient im Dünndarm dazu, Proteine zu spalten; in der Bauchspeicheldrüse freigesetzt sorgt es für Ödeme und nekrotische Veränderungen.
- Chymotrypsin: Auch Chymotrypsin ist ein Verdauungssystem, wirkt aber zusätzlich noch milchgerinnend. Wird es in der Bauchspeicheldrüse frei, sorgt es ähnlich wie Trypsin für Ödeme und Nekrosen.
- Elastase: Dieses Verdauungsenzym, das durch Trypsin aktiviert wird, spaltet Proteine auf, aber natürlich im besten Fall im Dünndarm; in der Pankreas selbst sorgt es im schlimmsten Fall für Blutungen.
- Lipase: Die Lipase ist dazu in der Lage, von Lipiden freie Fettsäuren abzuspalten – aber auch hier natürlich optimalerweise im Zwölffingerdarm. In der Bauchspeicheldrüse verursacht freiwerdende Lipase eine Fettgewebszerstörung (-nekrose).
- Auch Phospholipase A und Kalikrein werden ausgeschüttet, was über weitere Reaktionswege zur Entzündungsreaktion, Weitstellung der Gefäße und damit zur Verstärkung des Ödems und Zellschadens führt. Ein Teufelskreis entsteht. Ganz ab vom Schmerz, der dadurch entsteht.

Zu den oben beschriebenen Symptomen können noch andere Beschwerden hinzukommen, wie Blähbauch, Darmverschluss, Bauchwasser (Aszites), Fieber oder Zeichen eines Kreislaufschocks.

Die Diagnose wird über die Laborwerte (Lipase/Elastase sind erhöht) und bildgebende Verfahren gestellt. In der Sonographie bzw. Endosonographie kann sich die Bauchspeicheldrüse vergrößert zeigen. Wenn Steine die Ursache sind, können diese je nach Größe ebenfalls detektiert werden. Je nach Stadium und Ausprägung können auch Abszesse und Pseudozysten zu sehen sein.

Bei der Therapie ist vor allem zunächst die Flüssigkeitsgabe (Hydrierung) wichtig. Warum? Weil die akute Pankreatitis rasch zu einem Kreislaufschock führen kann, dem man u. a. durch Volumengabe entgegenwirken kann (der Blutdruck kann so nicht so rasch in den hypotonen Bereich abfallen). Auch die übrigen Therapieschritte fallen eher in den Bereich „konservativ": Der Patient muss engmaschig untersucht/überwacht und gegen die Schmerzen können Medikamente gegeben werden. Je nach Umständen kann eine Sondenernährung oder Gabe von Antibiotika bei Verdacht auf eine bakterielle Ursache sinnreich sein. Sind Steine oder Abszesse vorhanden, müssen diese ggf. minimalchirurgisch entfernt werden.

11.2.2 Was, wenn es doch...?

An was für Differenzialdiagnosen sollten Sie denken, wenn Ihnen die o. g. Symptome präsentiert werden? So ziemlich an alle, die für ein „akutes Abdomen" sorgen können, dazu zählen u. a.

- **Darmverschluss (Ileus):** Kommt es zum Verschluss des Darms, wären vor allem die klingenden Darmgeräusche bei der Auskultation des Bauches typisch. Aber: Die Lipase wäre nicht erhöht.
- **Blinddarmentzündung (Appendizitis):** Bei einer Entzündung des Blinddarms (Kap. 14) gibt es die klassischen Tast- und Schmerzpunkte (wie McBurney, Lanz oder Blumberg-Zeichen), die sehr wahrscheinlich positiv wären. Und weil es so schön ist (und so wichtig) noch einmal der Hinweis: Die Lipase wäre nicht erhöht.
- **Harnleiterkolik/Nierenbeckenentzündung:** Auch ein Stein in der Niere oder dem Harnleiter (Kap. 8) kann ein akutes Abdomen erzeugen, weil es reflektorisch zu

einem Ileus kommen kann. Die Schmerzen können möglicherweise auch gürtelförmig in den Rücken ziehen, wären hier aber kolikartig und Tatsache: Die Lipase wäre nicht erhöht.

11.3 Mal nachgefragt…

Welche Fragen könnten Sie stellen, um Ihren Verdacht zu erhärten und andere Differenzialdiagnosen sicherer ausschließen zu können?

1. Sind die Schmerzen anhaltend? → Abgrenzung kolikartige Schmerzen
2. Gibt es andere, schmerzhafte Punkte im Bauchraum? → Abgrenzung Appendizitis
3. Sind Auffälligkeiten bei der Auskultation des Bauchraumes vorhanden? → Abgrenzung Ileus

11.4 Klartext

Jona sitzt vor dem Raum der Notaufnahme und wartet auf seine Mutter, die auch gleich da sein wollte. Herr Leitner hat seit dem Tod seiner Frau nur noch seine Tochter, die wohnt aber in England und kann nicht mal eben vorbeikommen. Der junge Assistenzarzt öffnet die Tür der Notaufnahme und wirkt ein wenig gehetzt. „Kommen Sie bitte kurz rein, Herr Leitner hätte Sie gerne mit dabei." Jona geht in das Behandlungszimmer, in dem Herr Leitner mit einem Sauerstoffschlauch in der Nase auf der Liege liegt und versucht, ihn anzulächeln. „Ich dachte Jung, das könnte Dich auch interessieren, was Dein Kollege zu sagen hat, außerdem brauche ich vielleicht jemanden, der mir das Kauderwelsch übersetzt oder mich später daran erinnert, was gesagt wurde, ich werde doch alt." Er lächelt Jona noch einmal an und nickt dann dem Assistenzarzt zu.

Von Arzt zu Patient

Also gut, die Sonographie weist darauf hin, dass Sie eine akute Entzündung der Bauchspeicheldrüse haben. Das erklärt auch die Schmerzen und warum Ihnen so furchtbar übel ist. Gerade hat sich auch das Labor gemeldet, ein bestimmter Wert, die Lipase, ist stark erhöht. Gegen die Schmerzen kriegen Sie gleich Mittel und über einen Tropf möchte ich Ihnen gerne Flüssigkeit zuführen. Ja, ich weiß, Sie können auch selbst trinken, aber so schwach, wie Sie gerade sind, wäre das vermutlich nicht genug in dieser Situation. Und ich muss Sie hierbehalten. Mit einer Bauchspeicheldrüsenentzündung ist nicht zu spaßen, ich möchte sie gerne genauestens beobachten. Sobald Sie sich wieder stark genug fühlen und es die Übelkeit zulässt, wäre es auch wichtig, dass Sie versuchen etwas zu essen.

Von Arzt zu Arzt

Die Symptome deuten am ehesten auf eine akute Pankreatitis hin. Die erhöhte Lipase und die sonographische Untersuchung konnten dies bestätigen. Der Patient muss stationär aufgenommen und engmaschig überwacht werden. Ferner ist die Hydrierung wichtig. Sobald der Patient dazu in der Lage, sollte er versuchen, wieder Nahrung zu sich zu nehmen. Gegen die Schmerzen kann er zunächst Tramadol erhalten. Weitere Untersuchungen, um das Ausmaß und die Ursache näher definieren zu können, sollten erfolgen.

12

... warum sind plötzlich dieses Jucken und die Übelkeit da?

„Na, das ist aber eine süße kleine Kugel.", sagt Ida und deutet amüsiert grinsend auf den sich vorwölbenden Bauch ihrer Freundin Isabelle. Beide haben sich schon länger nicht gesehen, Ida ist vollkommen eingenommen durch das Medizinstudium. Aber als Isabelle ihr erzählt hat, dass sie und Tom Eltern werden, da hat sie sich so rasch wie möglich ein Wochenende freigenommen und ist nach Bayern gefahren. Isabelle ist die erste aus Idas Freundeskreis, die schwanger ist und irgendwie ist das schön, aber auch komisch. Es ist gar nicht so lange her, da haben beide noch zusammen die Nächte in London durchgetanzt und eine gemeinsame Weltreise geplant, vor Idas PJ sollte die stattfinden. Aber das wird jetzt warten müssen. Isabelle lächelt Ida an, wirkt aber angestrengt, so, als hätte sie nicht viel geschlafen in letzter Zeit. „Ja, das ist sie, manchmal spüre ich den Kleinen schon." Sie streichelt gedankenverloren und sanft über ihren Bauch. „Wären die Nächte nur nicht so unruhig.", setzt Isabelle seufzend hinzu. Ida stutzt: „Warte mal, sollte der Satz nicht eigentlich erst in ein paar Monaten fallen?" Isabelle lächelt, aber mehr gequält. „Ja, eigentlich schon, aber in den letzten Nächten juckt es mich fürchterlich an den Handflächen und Fußsohlen, sowas hatte ich

© Springer-Verlag GmbH Deutschland, ein Teil von Springer Nature 2020
M. Kahl-Scholz, *Du studierst doch Medizin, sag mal ...*,
https://doi.org/10.1007/978-3-662-60320-8_12

noch nie." Ida runzelt die Stirn: „Habe ich auch noch nie was von gehört, dass das im Rahmen einer Schwangerschaft auftritt, aber...", sie hebt abwehrend die Hände, „..ich hatte natürlich auch noch kein Gynäkologie." „Die anderen schwangeren Frauen in meiner Gruppe haben das alle auch nicht. Und was auch komisch ist: Mir ist plötzlich wieder schlecht! Wie in den ersten Monaten. Dabei dachte ich, das ist dann auch mal gut jetzt. Ging ja auch erstmal wieder und jetzt plötzlich..." Isabelle sieht unglücklich aus. „Ich dachte wirklich, den Mist hätte ich hinter mir.", schiebt sie resigniert nach. Als sie Idas Gesicht sieht, muss sie doch lachen: „Du siehst wieder aus wie ein chinesischer Faltenhund. Mach Dir wegen mir keine Gedanken, ich habe in zwei Wochen sowieso den nächsten Vorsorgetermin, dann werde ich das ansprechen." Ida schüttelt energisch den Kopf: „Wirst Du nicht, Du gehst direkt Montag in die Praxis und das versprichst Du mir und jetzt hoch und heilig." „Pffff." Isabelle weiß nicht, ob sie verärgert oder belustigt sein soll. „Wieso, es ist doch nix Wildes!" Ida schaut Isabelle kritisch in die Augen: „Tu Dir und mir, vor allem aber dem kleinen Leben da in Deinem Bauch den Gefallen und geh`Montag zum Arzt – wenn nichts ist: bestens, dann sind wir beide beruhigt." Isabelle nickt langsam und sagt grinsend: „Okay, weil Du es bist und weil ich ja doch ein wenig Respekt vor Kittelträgern habe." Ida muss lachen. „Richtig so! Und lass mich wissen, was dabei raugekommen ist, ja?"

12.1 Die Fakten

Was für Fakten können Sie sammeln, die für eine erste Verdachtsdiagnose wichtig wären?

Zusammengefasst zeigt Isabelle folgende relevante Symptome:

- **Juckreiz**, vor allem an den **Handinnenflächen und Fußsohlen**,
- der **nachts** schlimmer zu sein scheint.
- **Übelkeit**, die eigentlich nicht im Zusammenhang mit der ersten Schwangerschaftsübelkeit stehen kann.

12.2 Der Verdacht

Die beschriebenen Symptome, so unzusammenhängend sie im ersten Moment zu sein scheinen, können auf eine Störung des Gallefluss im Sinne einer sog. intrahepatische Schwangerschaftscholestase hindeuten.

12.2.1 Woher kommt denn sowas?

Es werden genetische und hormonelle Einflüsse diskutiert. In Europa ist die intrahepatische Schwangerschaftscholestase mit bis zu 1 % eher selten, in Bolivien und Chile hingegen mit 5–15 % häufiger. Neben dem Juckreiz (Pruritus) kommt es zu erhöhten Transaminase- und Gallensäurenwerten. Die Symptome verschwinden 2–3 Wochen nach der Entbindung wieder.

Ins Eingemachte

Es juckt? Ja, es juckt. Aber warum? Zurück zu den Basics, was genau passiert noch einmal bei einem Ikterus. Eine Gelbsucht (Ikterus) entsteht durch einen erhöhte Bilirubinplasmaspiegel. Erhöht bedeutet >2 mg/dl bzw. 35 μmol/l und kann durch einen stärkeren Abbau von Erythrozyten zustandekommen. In der Leber selbst können die Konjugation, der Transport in der Leberzelle oder die Ausschüttung in die Gallenkanälchen gestört sein (z. B. bei Hepatitis, Intoxikationen und/oder genetischen Defekten). Auch der Gallenabfluss kann gestört sein (z. B. durch Gallensteine oder Tumoren im Bereich der ableitenden Gallenwege) und zu einem posthepatischen Ikterus führen. Allen Wegen gemeinsam ist: Bilirubin lagert sich in die Haut ein (bzw. auch Gallensalze beim cholestatischen Ikterus) und ein Ansatz beschreibt genau das als den Grund für den Juckreiz. Bewiesen ist das aber nicht. Auch Hormone, Histamin und Lysophophatidsäure (LPA) stehen in der Diskussion, den Juckreiz auszulösen.

Neben den klinischen Zeichen können labordiagnostisch die für den Ikterus klassischen Werte bestimmt werden.

Was zunächst recht harmlos daherzukommen scheint (und es für die werdende Mutter in der Regel auch ist), kann für das ungeborene Kind gefährlich werden (die Mortalitätsrate liegt bei 10 %, die Gefahr einer Frühgeburt bei 20 %).

Als Therapie gibt man Ursodeoxycholsäure, dass die Ausschüttung von Gallensäuren fördert. Wenn eine Lungenreife gegeben ist, kann über eine frühzeitige Entbindung in der 38. Schwangerschaftswoche nachgedacht werden.

12.2.2 Was, wenn es doch…?

An was für Differenzialdiagnosen sollten Sie denken, wenn Ihnen die o. g. Symptome präsentiert werden? Gelbsucht ist zunächst nur ein Symptom, dessen Ursachen unterschiedlich sein können, daher muss an diese anderen Möglichkeiten im Rahmen einer Schwangerschaft ebenfalls gedacht werden:

- **Gelbsucht bei Schwangerschaftserbrechen:** Bei Hyperemesis gravidarum kann es begleitend zur Erhöhung von Bilirubin und Transaminasen kommen. In diesem beschriebenen Fall liegt aber die gefürchtete Schwangerschaftsübelkeit schon länger zurück.
- **Ikterus bei einer hypertensiven Erkrankung in der Schwangerschaft:** Im Rahmen einer Bluthochdruckentgleisung in der Schwangerschaft kann es im Extremfall zum HELLP-Syndrom kommen, bei dem auch die Leber geschädigt wird. Hier wären aber noch andere Symptome vorhanden/Werte auffällig, allen voran der Blutdruck und die Thrombozytenwerte im Blut.

12.3 Mal nachgefragt...

Welche Fragen könnten Sie stellen, um Ihren Verdacht zu erhärten und andere Differenzialdiagnosen sicherer ausschließen zu können?

1. Steht die Erhöhung des Bilirubins im Zusammenhang mit verstärktem Erbrechen? → Abgrenzung zur Gelbsucht bei Hyperemesis gravidarum
2. Gibt es weitere auffällige Werte oder ist der Blutdruck erhöht? → Abgrenzung HELPP-Syndrom

12.4 Klartext

„Und?" Es ist Dienstagabend, Ida hält ihr Smartphone ans Ohr, auf der anderen Seite beginnt Isabelle zu berichten:

Von Arzt zu Patient

Gut, dass Du mich zum Arzt gescheucht hast. Das ist alles beängstigend. Ich habe wohl einen Gallenstau im Rahmen der Schwangerschaft, der sehr selten ist, und zur Gelbsucht geführt hat. Für mich ist das bis auf das lästige Jucken weniger ein Problem, aber für den Kleinen kann das gefährlich werden. Ich kriege zwar jetzt ein Medikament, aber trotzdem muss überlegt werden, ob eine frühere, geplante Entbindung stattfindet. Das macht mir schon etwas Angst, muss ich sagen, aber der Arzt meinte, es ist gut, dass ich gekommen bin.

Von Arzt zu Arzt

Die Patientin leidet wahrscheinlich an einem Pruritus im Rahmen einer intrahepatischen Schwangerschaftscholestase. Die Gabe von Ursodeoxycholsäure ist indiziert, je nach Reifegrad des ungeborenen Kindes ist über eine Sectio in der 38. SSW nachzudenken.

13

… was können Fieber und Schüttelfrost mit meinen Rückenschmerzen zu tun haben?

Lara seufzt, es ist immer wieder die gleiche Diskussion. Ihr Mutter liegt auf dem Sofa unter einer Decke und zittert vor sich hin. Es geht ihr seit zwei Tagen schon nicht gut, aber seit gestern haben sich Fieber und Schüttelfrost dazugesellt und sie kann kaum mehr aufstehen. Lara hat wieder einmal versucht, ihre Mutter zum Arztbesuch zu bewegen und wieder einmal war die Antwort: „Für was? Für ein bisschen Fieber und Schüttelfrost? Das wird eine Grippe sein oder was auch immer, nichts Wildes!" Und „nichts Wildes" dauert dann mindestens zwei Wochen und wäre manchmal besser beherrschbar gewesen mit dem ein oder anderen Medikament. Laras Mutter mag aber weder Ärzte noch Medikamente, eigentlich hätte sie es lieber gesehen, wenn ihre Tochter Heilpraktikerin geworden wäre. Das Medizinstudium beäugt sie mit Skepsis, weswegen Lara wenig davon erzählt. Sie ist das ständige Reden über Vor- und Nachteile der Schulmedizin ein bisschen leid. Und den Kampf darum, dass ihre Mutter zum Arzt geht, auch. Also zuckt sie nur mit Schultern und sagt im Rausgehen „Na gut, dann bis heute Nachmittag, ich bin jetzt bei Victoria." Als Lara am späten Nachmittag wiederkommt, liegt ihre Mutter immer noch so im Wohnzimmer, wie Lara

© Springer-Verlag GmbH Deutschland, ein Teil von Springer Nature 2020
M. Kahl-Scholz, *Du studierst doch Medizin, sag mal …*,
https://doi.org/10.1007/978-3-662-60320-8_13

sie ein paar Stunden vorher verlassen hat. „Mom?", fragt Lara vorsichtig, sie hat den Eindruck, dass sich ihre Mutter nicht einen Zentimeter bewegt hat und das macht ihr Angst. „Mom?", Laras Stimme wird lauter und fordernder. Da zuckt ihre Mutter zusammen, blinzelt Lara an und murmelt: „Da bist Du ja wieder." Lara setzt sich neben Mutter und schaut besorgt. „Mama, kann es sein, dass Du Dich nicht einmal gerührt hast, seitdem ich heute Morgen los bin? Du warst scheinbar nicht einmal auf Toilette!" Ihr Mutter schaut unter schläfrigen Lidern an Lara vorbei: „Da war ich schon seit gestern nicht mehr. Ich weiß nicht warum, aber ich kann gerade nicht...Du weißt schon. Dabei habe ich was getrunken." Sie deutet auf die Flasche Wasser und das Glas neben sich. Lara legt ihrer Mutter vorsichtig die Hand auf die Stirn: „Du bist glühend heiß", sagt sie erschrocken, „vielleicht liegt es daran, am Fieber." Laras Mutter dreht sich zur Seite und stöhnt. „Hast Du Schmerzen Mama?" Sie nickt nur und deutet schwach auf den Rücken: „Hier so." „Wo?", fragt Lara und klopft vorsichtig an die Seite: „Hier?" Ihr Mutter stöhnt plötzlich laut auf und Lara erschrickt. „Kind, lass mich bitte einfach in Ruhe, das hat furchtbar weh getan!", zischt ihre Mutter etwas energischer zwischen den Lippen hervor, bevor sie wieder erschöpft die Augen schließt. „Mama, Du kannst sagen, was Du willst und so sauer sein auf mich, wie Du möchtest, aber ich rufe jetzt Herr Dr. Reitmer an und bitte ihn um einen Hausbesuch. Das passt doch alles nicht zusammen! Wenn es eine Grippe wäre, wo sind dann Schnupfen und Husten. Und für Magen-Darm ist zu wenig Magen und Darm beteiligt." Zu Laras Verwunderung nickt ihre Mutter nur. Das ist in all den Jahren noch nie vorgekommen. Sie googelt die Nummer der Hausarztpraxis und ruft an.

13.1 Die Fakten

Was für Fakten können Sie sammeln, die für eine erste Verdachtsdiagnose wichtig wären?

Zusammengefasst zeigt Laras Mutter folgende relevante Symptome:

- **Abgeschlagenheit, Fieber** und **Schüttelfrost** seit etwa 1–2 Tagen,
- scheinbar begleitet von einem Harnverhalt bzw. einer **Dysurie**,
- diffusen **Schmerzen im Rücken**,
- und **klopfschmerzhaften Flanken**.

13.2 Der Verdacht

Die hier beschriebene Symptomkombination lässt am ehesten an eine Entzündung des Nierenbeckens, eine sog. Pyelonephritis denken.

13.2.1 Woher kommt denn sowas?

Eine Nierenbeckenentzündung kann – wie es so oft ist – unterschiedliche Ursachen haben. Die naheliegendste ist zunächst eine Infektion, meist mit Bakterien, von unten (Harnblase/-leiter) oder „von oben" (über den Blutweg). Chronisch kann es dann werden, wenn z. B. aufgrund von Abflussstörungen immer wieder Harn gestaut oder Bakterien eingeschwemmt werden. Bei einer akuten Pyelonephritis ist meist *Escheria coli* der verantwortliche Übeltäter. Bei einem chronischen Geschehen ist selten ein, sondern sind gleich mehrere Erreger der Auslöser.

Ins Eingemachte
Alles steril, oder? Moment! War da nicht was von wegen, die Harnblase ist eigentlich steril (natürlich im Gegensatz zur Harnröhre)? Ja, da war was. Die Harnblase ist keimfrei (zumindest weitestgehend, Untersuchungen haben vor einigen Jahren ergeben, dass sich doch Spuren nicht-pathogener Keime finden lassen konnten) und der Blasensphinkter sorgt dafür, dass das auch so bleibt. Soweit die physiologische Regel. Kommen

aber Faktoren hinzu, die störend wirken – wie etwa Harn-abflussstörungen durch Steine, Lähmungen, Strikturen, aber auch natürlich künstliche Manipulationen durch Katheter –, kann es passieren, dass der Schließmuskel der Blase kapituliert. Bakterien – allen voran wie oben erwähnt *Escheria coli* – haben freie Bahn und nutzen ihre Chance.

Eine Nierenbeckenentzündung kann zu schwerwiegenden Komplikationen führen. Es können sich z. B. Abszesse bilden oder es kann zur Urosepsis kommen, was teilweise bis hin zu lebensbedrohlichen Zuständen führt. Auch eine Insuffizienz der Niere kann sich entwickeln.

Daher sind eine rasche Diagnostik und Behandlung wichtig.

Dazu zählen zum einen Urin- und Bluttest (eine Leukozyturie mit Leukozytenzylindern wäre ein Hinweis auf eine Pyelonephritis; auch Kreatinin und Harnstoff sollten bestimmt werden als Anhalt für eine beginnende Nierenfunktionsstörung), zum anderen bildgebende Ver-fahren, um Veränderungen der Nieren und ableitenden Harnwege feststellen zu können..

Die Therapie besteht kurzfristig gesehen zunächst darin, die Symptome und die Entzündung zu lindern, also in der Gabe von Antibiotika (nach Antibiogramm, wenn möglich) und ggf. Schmerzmitteln (allerdings nur die, die nicht die Niere zusätzlich schädigen können). Lang-fristig muss nach der Ursache (zum Beispiel einer Abfluss-störung) geforscht werden, vor allem dann, wenn es sich um rezidivierende Entzündungen handelt.

13.2.2 Was, wenn es doch…?

An was für Differenzialdiagnosen sollten Sie denken, wenn Ihnen die o. g. Symptome präsentiert werden? Erst einmal an alles, was sich im Retroperitonealbereich abspielen oder für Rückenschmerzen sorgen kann:

- **LWS-Syndrom**: Ein klassischer Hexenschuss kann zumindest ähnliche Schmerzen verursachen. Dass er aber von Fieber und Schüttelfrost begleitet wird, ist sehr unwahrscheinlich.
- **Harnleiterkolik**: Ein Stein im Harnleiter (Kap. 8) kann ebenfalls zu Schmerzen im Rücken führen, die dann aber eher kolikartig ausfallen. Das Nierenlager ist dann auch nicht zwangsläufig klopfschmerzhaft.
- **Pankreatitis**: Eine Bauchspeicheldrüsenentzündung (Kap. 11) kann ebenfalls zu Schmerzen im Rückenbereich führen, aber auch hier wären die Nierenlager „frei" und nicht zwangsläufig Fieber und Schüttelfrost die Begleiter. Außerdem wären im Blut dann – kurze Erinnerung – Elastase und Lipase erhöht.
- **Abdominale Erkrankungen:** Letztlich können etliche pathologische Geschehen im Bauchraum – auch den Darm oder Magen betreffend – für ähnliche Symptome sorgen, was auch häufig die Gefahr der Fehldiagnose birgt.

13.3 Mal nachgefragt…

Welche Fragen könnten Sie stellen, um Ihren Verdacht zu erhärten und andere Differenzialdiagnosen sicherer ausschließen zu können?

1. Gibt es Ausstrahlungen in andere Bereiche? → Abgrenzung Pankreatitis
2. Sind die Schmerzen anhaltend oder kommen sie immer wieder? → Abgrenzung Harnleiterkolik

13.4 Klartext

„Danke Schatz." Laras Mutter setzt sich im Krankenhaus-
bett auf und nimmt die Tasse entgegen, die Lara ihr hin-
hält. Sie streicht ihrer Tochter lächelnd durch das Gesicht.
„Danke, dass Du dieses Mal so hartnäckig geblieben bist,
der Chefarzt meinte, dass mit sowas nicht zu spaßen ist."
Lara nickt. Sie ist selber froh und erleichtert, dass sich ihre
Mutter nicht gesträubt hat. „Kannst Du mir vielleicht noch
einmal erzählen, was genau das ist, eine Nierenbeckenentzündung?", fragt Laras Mutter ihre Tochter. Lara nickt und
fängt an zu erklären:

Von Arzt zu Patient

Eine Nierenbeckenentzündung kann entstehen, wenn
Keime über die Harnwege zu den Nieren gelangen. Der
Körper wehrt sich mit Fieber, Schüttelfrost kommt hinzu
und auch Rückenschmerzen im Bereich der Nieren, vor
allem, wenn man dort klopft, so wie ich bei Dir. Du kriegst
jetzt Antibiotika. Damit die Nieren sich wieder erholen
können, musst Dich schonen und viel, viel trinken.

Von Arzt zu Arzt

Die Patientin leidet unter einer akuten Pyelonephritis,
wahrscheinlich durch einen aszendierenden Infekt.
Die Anbehandlung mit Antibiotika, in diesem Fall
Ciprofloxacin, ist bereits erfolgt, weiterhin sollte die
Patientin viel trinken und Blut- sowie Urinwerte eng-
maschig kontrolliert werden, gerade im Hinblick auf die
Nierenfunktion.

14

… warum gehe ich an die Decke, wenn hier jemand drückt oder ich mein Bein hochziehe?

„Boah, mir ist so elend!" Sie sitzen mit ihrem Kommilitonen Sven in der Mensa, der angewidert auf seinen vollen Teller starrt. „Was ist los mit Dir?", fragen Sie ihn, „sonst ist Dein Teller doppelt so schnell leer wie meiner?" Sven zuckt die Schultern: „Keine Ahnung, mir geht's schon seit Samstag nicht gut. Mir ist übel und ich habe hier so Schmerzen.", er deutet auf die rechte Leistengegend, „wenn da was drankommt, geh ich an die Decke. Es reicht schon, wenn ich mein Bein hochziehe." Jetzt, wo Sie ihn genauer betrachten, haben Sie auch den Eindruck, dass er viel blasser ist als sonst und müde aussieht. „Hast Du schon einmal einen Leistenbruch gehabt?", was anderes fällt Ihnen gerade nicht ein. „Ne, aber das passt doch auch nicht, oder? Oder doch?" Er wirkt unsicher. „Keine Ahnung!", sie schwenken die Gabel vor seiner Nase hin und her, „Kam mir nur als erste Möglichkeit in den Sinn. Neben der Idee, dass Dein Blinddarm Probleme macht." Jetzt guckt Sven wie ein aufgeschrecktes Kaninchen. „Quatsch, vermutlich könnte ich mich dann kaum auf den Beinen halten.", meint er, überzeugt klingt Sven aber nicht: „Mal den Teufel nicht an die Wand, ich muss doch die Klausurenphase hinter mich bringen." „Also ich

© Springer-Verlag GmbH Deutschland, ein Teil von Springer Nature 2020
M. Kahl-Scholz, *Du studierst doch Medizin, sag mal …*,
https://doi.org/10.1007/978-3-662-60320-8_14

an Deiner Stelle", antworten Sie, „würde mich dringend mal untersuchen lassen, wenn es schon so weit ist, dass Du nichts mehr isst, dann stimmt etwas ganz und gar nicht." Sie grinsen ihn an und setzen mit ernsterer Stimme hinzu: „Ganz ehrlich: lass das mal checken. Besser heute als morgen."

14.1 Die Fakten

Was für Fakten können Sie sammeln, die für eine erste Verdachtsdiagnose wichtig wären?

Zusammengefasst lassen sich bei Sven folgende Symptome zusammenfassen:

- **Unwohlsein, Übelkeit, kein Appetit** seit etwa 1–2 Tagen,
- **Schmerzen** im **unteren rechten Bauchbereich,** die durch **Druck** oder das **Hochziehen des Beines schlimmer** werden.

14.2 Der Verdacht

Die hier beschriebenen Symptome lassen am ehesten an eine Blinddarmentzündung (Appendizitis) denken.

14.2.1 Woher kommt denn sowas?

Sowas kommt wie so häufig von unseren Freunden, den Bakterien, die sich an einen Ort begeben, an den sie nicht hingehören – in dem Fall den Blinddarm. Aber auch Kotsteine oder Fremdkörper aus der Nahrung (z. B. Kirschkerne) können zur Verlegung und dadurch zur Entzündung führen. Und diese Entzündung kann sehr schnell größere Ausmaße annehmen, nämlich dann, wenn der Blinddarm an einer Stelle aufgeht und seinen (infektiösen) Inhalt in den Bauchraum verteilt.

Ins Eingemachte

Warum einfach, wenn es auch kompliziert geht.... Die Unterscheidung zwischen einer komplizierten (also zum Beispiel mit einer Abszessbildung oder Perforation verbundenen) versus einer nicht-komplizierten Appendizitis ist mittlerweile deswegen so wichtig, weil davon die Therapieentscheidung abhängt. Denn längst führt nicht mehr jede diagnostizierte Blinddarmentzündung auch zu einer chirurgischen Entfernung. Bei einem unkomplizierten Verlauf kann auch über die Gabe von Antibiotika als erste Therapiemaßnahme nachgedacht werden (was laut Studien bei jedem 5. Patienten infrage käme). Aber die Unterscheidung zwischen kompliziert/unkompliziert ist nicht einfach, es gibt kein Verfahren (auch nicht die CT), das eine annähernd sichere Spezifität und Sensitivität zur Diagnosefindung vorweisen würden.

Bei einer Appendizitis gibt es mehrere Untersuchungsanzeichen (auch Appendizitiszeichen genannt), die ziemlich sicher auf eine Blinddarmentzündung hinweisen (Tab. 14.1).

Neben der körperlichen Untersuchung können auch Labor (Leukozyten- und CRP-Erhöhung) und Bildgebung weiterhelfen (Abb. 14.1).

Die Therapie richtet sich nach der Krankheitsintensität (s. o.). In der Regel wird aber nach wie vor eine Entfernung (Appendektomie) gewählt.

14.2.2 Was, wenn es doch...?

An was für Differenzialdiagnosen sollten Sie denken, wenn Ihnen die o. g. Symptome präsentiert werden? Im Grunde alle, die zum einen ein akutes Abdomen verursachen

Tab. 14.1 Klassische Appendizitiszeichen

Zeichen	Beschreibung
Rovsing	Wird der Kolonrahmen (Colon ascendens und descendens) entgegen dem Uhrzeigersinn, also Richtung Blinddarm ausgestrichen, kommt es zu Schmerzen (Anzeichen einer Bauchfellreizung)
Blumberg	Wird die im linken Unterbauch mit der Hand Druck ausgeübt und dann wieder schnell losgelassen, kommt es auf der anderen, kontralateralen Seite zum Schmerz (ebenfalls als Zeichen der Bauchfellreizung)
McBurney	Der McBurney-Punkt befindet sich zwischen den beiden seitlichen Dritteln der Verbindungslinie zwischen der rechten Spina iliaca anterior superior und dem Bauchnabel (Monro-Linie). Drückt man diesen Punkt, löst er bei einer Blinddarmentzündung Schmerzen aus
Lanz	Der Lanz-Punkt befindet sich im rechten Drittel der Lenzmann-Linie zwischen beiden Spinae iliacae anteriores superiores. Bei Druck wird hier ebenfalls Schmerz ausgelöst
Morris	Der Morris-Punkt liegt etwa 3 bis 4 cm rechts unterhalb des Bauchnabels auf der Verbindungslinie zwischen beiden Spinae iliacae anteriores superiores. Bei Druck entstehen Schmerzen
Kümmell	Der Kümmell-Punkt befindet sich etwa 2 cm rechts unterhalb des Bauchnabels auf der Verbindungslinie zwischen der rechten Spina iliaca anterior superior und dem Nabel. Auch dort werden Schmerzen durch Druck bei einer Appendizitis ausgelöst
Psoas-Zeichen	Hier entstehen Schmerzen bei Anheben des gestreckten rechten Beins gegen Widerstand

können, oder im gynäkologischen Bereich bedacht werden müssen. Weiterhin kommen infrage:

- **Leistenhernie**: Eine Leistenhernie kann ebenfalls rechtsseitige Schmerzen verursachen, aber die

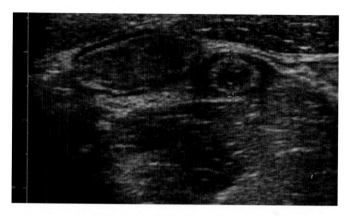

Abb. 14.1 Appendizitis beim Kind in der Sonographie mit Wandverdickung und entzündlicher Reaktion des umliegenden Gewebes. (Aus Oberhofer 2017)

klassischen Anzeichen einer Bauchfellreizung wären hier negativ.

- **Bridenlieus**: Ein Grund für ein akutes Abdomen wäre u. a. auch der Bridenileus, also der Darmverschluss durch Verwachsungen/Vernarbungen im Bauchbereich. Aber auch hier wären die klassischen Anzeichen (Tab. 14.1) nicht positiv und zudem könnten ggf. klingende Darmgeräusche auskultiert werden.
- **Entzündung der Eierstöcke/Eileiter (Adnexitis/Salpingitis)**: In diesem Fall zwar ausgeschlossen, aber bei Frauen eine Differenzialdiagnose, an die zu denken wäre. Gleiches gilt für eine Eileiterschwangerschaft.

14.3 Mal nachgefragt…

Welche Fragen könnten Sie stellen, um Ihren Verdacht zu erhärten und andere Differenzialdiagnosen sicherer ausschließen zu können?

1. Sind die Schmerzen vor allem beim Tragen schwerer Lasten zu spüren? Bildet sich beim Druck in den Unterbauch eine Vorwölbung im Leistenbereich? → Abgrenzung Leistenhernie
2. Gab es Operationen im Bauchraum, aus denen alte Vernarbungen resultieren könnten? → Abgrenzung Brideileus

14.4 Klartext

Sven ist immer noch ganz blass im Gesicht. „Man, man, Du machst Sachen!", sagen Sie und stupsen ihn vorsichtig an. Er versucht zu lächeln, was aber ein wenig schiefgeht. Dann sagt er:

Von Arzt zu Patient

Wer hätte denn auch gedacht, dass ich tatsächlich eine Blinddarmentzündung habe und das Mistding raus muss. Der Arzt meinte, es war alles so weit okay und unkompliziert, was wohl bedeutet, dass es noch zu keiner Ausbreitung der Entzündung im Bauchraum gekommen ist. Ich muss jetzt zur Beobachtung hierbleiben. Erstmal darf ich nur „leichte Kost" zu mir nehmen und mich auch nicht duschen, aber der Doc meinte, dass es in 2–3 Tagen schon anders sein wird.

Von Arzt zu Arzt

Dem Patienten wurde aufgrund einer Appendizitis der Wurmfortsatz entfernt. Die Operation ist unkompliziert verlaufen, die Appendizitis befand sich in keinem risikobehafteten Stadium. Es gab keine begleitende Peritonitis. Der Patient muss sich nun noch schonen, der Kostaufbau sollte zunächst mit leicht verdaulichen Speisen erfolgen. Mindestens sechs Wochen ist darauf zu achten, keine schweren Lasten zu heben oder intensiv Sport zu treiben.

Stichwortverzeichnis

A

Adnexitis 99
Algurie 37
Angina pectoris 6, 45
Appendizitis 32, 79, 96
  Zeichen 98

B

Bauchspeicheldrüsenent-
  zündung 23, 77
Blasenentzündung 37
Blinddarmentzündung 32,
  79, 96
Bridenileus 99
Brustenge 6

C

Cholelithiasis 21, 60
Chronisch entzündliche
  Darmerkrankung
  (CED) 32

D

Darmverschluss 79
Diarrhoe 30
Dysurie 37

G

Gallenstein 21
Gastritis 6

© Springer-Verlag GmbH Deutschland, ein Teil von Springer
Nature 2020
M. Kahl-Scholz, *Du studierst doch Medizin, sag mal …*,
https://doi.org/10.1007/978-3-662-60320-8

Gastroenteritis 29
Gelbsucht 85, 86

H
Harnleiterkolik 79, 93
Harnleiterstein 57
Hiatushernie 42

I
Ikterus 85, 86
Ileus 79

K
Kehlkopfentzündung 6

L
Laryngitis 6
Leistenhernie 98
LWS-Syndrom 93

M
Magen-Darm-Infektion 29
Magengeschwür 6
Magenschleimhautent-
    zündung 6, 45

N
Nahrungsmittelallergie 32
Nahrungsmittelintoleranz 32

Nahrungsmittelunverträglich-
    keit 65
Nephrolithiasis 24
Nierenbeckenentzündung
    79, 91
Nierenstein 24, 57

O
Obstipation 13
    anorektale 15
    idiopathische 15
    kologene 14

P
Pankreatitis 23, 51, 60, 77,
    93
Pollakisurie 37
Pyelonephritis 91

R
Reflux, gastroosophagealer 2
Reise-Obstipation 15
Reizdarm-Syndrom 51, 67,
    71

S
Salpingitis 99
Schwangerschaftscholestase,
    intrahepatische 85
Sodbrennen 2, 51

U

Ulcus
   duodeni 50
   ventriculi 6, 50
Ulkuskrankheit, gastroduodenale 50
Upside-Down-Stomach 43

V

Verstopfung 13

Z

Zwerchfellhernie 42
Zystitis 37

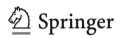
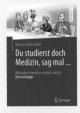
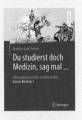
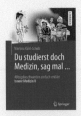

Printed in the United States
By Bookmasters